Dieses Buch erzählt eine ganz reale Geschichte, es ist ein eindrucksvolles Dokument, sozusagen die psychiatrische Biographie einer jungen Frau, die vier Jahre ihres Lebens hinter ›verschlossenen Türen‹ und auch in gänzlich ›abgeschlossener Abteilung‹ verbringen und verleben mußte. Der Verdacht auf ›Hebephrenie‹, auf ›Jugendirresein‹, leitete für die damals Fünfzehnjährige eine wahre Odyssee ein, die mit der späten Entlassung keineswegs abgeschlossen war – und wohl noch lange nicht vorüber ist. Vera Stein bietet mit ihrem Bericht keine böse, einseitige ›Abrechnung‹, sondern erzählt unaufgeregt, sachlich und selbstkritisch aus ihrem bewegenden Lebenslauf. ›Eine Art Pflichtlektüre für alle, die mit sogenannten psychisch Kranken umgehen, in welcher Funktion auch immer, insbesondere für Psychiater. Und allen anderen ein Anstoß dafür, sich über das Wesen der psychischen Krankheiten oder was wir dafür halten, aufs neue Gedanken zu machen‹ (Prof. Dr. Reinhart Lempp im Vorwort zu dem Buch).

Vera Stein (ein Pseudonym), 1958 in Südamerika geboren, kam 1960 mit ihrer Familie nach Deutschland. Im Alter von drei Jahren erkrankte das Mädchen an Kinderlähmung und kam mit 15 Jahren in die Psychiatrie, die fortan ihr Leben bestimmte. Sie fand schließlich bei einer Mitpatientin und deren Familie eine liebevolle Aufnahme. Doch ihr Leidensweg war damit nicht zu Ende, denn es begann ihr »beschwerliches Einfinden ins Leben«.

Vera Stein

Abwesenheitswelten

Meine Wege durch die Psychiatrie

Mit einem Vorwort von
Reinhart Lempp

Fischer Taschenbuch Verlag

Geist und Psyche
Herausgegeben von Willi Köhler
Begründet von Nina Kindler 1964

Ungekürzte Ausgabe
Veröffentlicht im Fischer Taschenbuch Verlag GmbH,
Frankfurt am Main, Mai 1996

Lizenzausgabe mit freundlicher Genehmigung
des Attempto Verlags GmbH, Tübingen

Druck und Bindung: Clausen & Bosse, Leck
Printed in Germany
ISBN 3-596-12848-X

Gedruckt auf chlor- und säurefreiem Papier

Editorische Vorbemerkung

Kaum eine andere Wissenschaft oder ›Heilkunde‹ wird mit solchem Mißtrauen betrachtet wie die Psychiatrie. Das hat Gründe, historische und institutionelle. Keine Wissenschaft, außer vielleicht die Evolutionsbiologie, ist so mißbraucht worden wie die Psychiatrie. Die Nazis haben sich ihrer bei den Selektions- und ›Endlösungs‹-Barbareien bedient und sie als Instrument abartiger Rassenauslese eingesetzt. Dennoch kamen führende Nazi-Psychiater in der Nachkriegszeit zu Amt und Ehren. Mißbrauch und nachträgliche Kaschierung waren dem Ruf der Psychiatrie nicht gerade förderlich, im Gegenteil: Trotz aller Fortschritte und Heilerfolge hat sich die Psychiatrie nach wie vor des Stigmas der Menschenverachtung zu erwehren. Die Therapie- und Verwahrungsmodalitäten der psychiatrischen Anstalten sind auch nicht dazu angetan, Vertrauen zu wecken. Gerade in der Psychiatrie ist die Gefahr sehr groß, daß Menschen zu Objekten degradiert und der grundlegenden humanen Rechte und Möglichkeiten beraubt werden. So erfaßt den gewöhnlich nicht sonderlich informierten Laien bei dem Gedanken an die Psychiatrie und ihre Einrichtungen ein Schaudern, das von dem Wunsch begleitet ist, niemals psychiatrische Dienste in Anspruch nehmen zu müssen. Wie berechtigt dieses Schaudern ist, zeigt das Buch von Vera Stein in erschreckender Deutlichkeit.

wk

Für Familie Ernst
in Dankbarkeit

»Heillose Mißverständnisse«
Gedanken zu diesem Buch

Es gibt nur sehr wenige Menschen, die an psychischen Krankheiten gelitten haben und deswegen längere Zeit ambulant und stationär psychiatrisch behandelt worden sind und die dann über ihre eigenen Erfahrungen und Erlebnisse in allgemein zugänglicher Form berichten. Es ist nicht ganz klar, warum unter den Millionen Betroffener nur einige ganz wenige sich später dazu entschließen, über diese Zeit psychischer Störung und Krankheit auch zu berichten. Wahrscheinlich besteht doch eine große Hemmung, ein innerer Widerstand dagegen, sich mit sich selbst und einer Zeit auseinanderzusetzen, die für einen selbst außerordentlich belastend war, die man selbst nie völlig zu begreifen vermag, und das dann sogar mitzuteilen. Vielleicht besteht auch eine gewisse Scham darüber, einmal zu denen gehört zu haben, welche von den anderen, den sogenannten gesunden Menschen für verrückt erklärt und damit ausgegrenzt werden.

Wie dem auch sei: Hier ist ein solcher Bericht einer jungen Frau. Sie schildert in einfachen Worten zunächst ihre Kindheit in der Familie, einer Familie, die sich nicht von den meisten anderen Familien zu unterscheiden scheint. Sie erkrankte als Kind an spinaler Kinderlähmung, blieb körperlich etwas behindert und wurde vielleicht dadurch Außenseiterin in ihrer Altersgruppe, suchte zu kompensieren, wodurch alles noch schlimmer wurde, und flüchtete sich schließlich in eine Phantasiewelt, die aber auch bedrohlich war. Eine Untersuchung bei einer Psychologin erbrachte den »Verdacht auf Hebephrenie« und die Einweisung in eine geschlossene Station einer kinder- und jugendpsychiatrischen Klinik. Damals war sie fünfzehn

Jahre alt, und damit begann eine lange Leidenszeit. Die nächsten sechs Jahre war sie mit Unterbrechungen insgesamt vier Jahre in psychiatrischen Kliniken und Landeskrankenhäusern. Sie war einundzwanzig Jahre alt, als die Familie einer Mitpatientin sie zu sich nach Hause holte. Noch weitere vier Jahre nahm sie Psychopharmaka ein. Das ist jetzt etwa sechs, sieben Jahre her, und sie hat sich mühsam und unter großen Anstrengungen allmählich wieder ihre Selbständigkeit zurückgeholt und hat wieder gelernt, außerhalb psychiatrischer Institutionen zu leben und sich zurechtzufinden, auch wenn die lange psychopharmakologische Behandlung Behinderungen und Sprechstörungen hinterlassen hat.

Die Autorin schreibt über sich, über ihre Familie, über die Ärzte, Psychologen, das Pflegepersonal, die Mitpatienten und Mitpatientinnen und über die Leute draußen. Sie berichtet ruhig, sachlich, wenn auch voll emotionaler Anteilnahme, aber auch nicht ohne Kritik gegenüber sich selbst. Sie ist um Gerechtigkeit gegen alle bemüht und zeichnet kein einseitig schauerliches Gemälde von einer »Schlangengrube«, anerkennt das Bemühen vieler, denen sie begegnet ist, stellt aber auch schonungslos das Versagen, vor allem aber die grenzenlose Verständnislosigkeit vieler Menschen dar, die professionell eigentlich zum Helfen da sind, dennoch aber – aus den verschiedensten Gründen – darin versagen. Gerade diese sachliche und um Gerechtigkeit bemühte Darstellungsweise macht den Bericht so erschütternd auch gerade für diejenigen, welche ehrlich der Meinung sind, sie seien Helfer für die psychisch Kranken und die nun sehen, wie ihre Hilfe nicht ankommen kann, weil sie die Patienten meinen nicht verstehen zu können und sie dann tatsächlich nicht verstehen. Dabei stellt sich heraus, daß das Verstehen gar nicht so schwer wäre, ginge man nur auf die angeblich psychisch Kranken auf dieselbe Weise zu, wie man auf andere Menschen oder auf Kinder zugehen sollte: offen, und unter der primären Voraussetzung, daß der Patient einen Grund für sein Verhalten, seine Äußerungen und Reaktionen hat und auch ein Recht dazu.

Die lange als Axiom behandelte wissenschaftliche Behauptung von der prinzipiellen Unverstehbarkeit schizophrenen Fühlens, Denkens und Handelns hat unermeßlichen Schaden in der Begegnung, Betreuung und Behandlung psychotischer Menschen, oder wen man dafür halten zu müssen meinte, angerichtet. Das Gefühl, nicht verstanden zu werden, sich nicht verständlich machen zu können, ist wohl die am meisten belastende Erfahrung für die Autorin gewesen, schon zu Beginn gegenüber den Familienangehörigen, später dann gegenüber den vielen »Helfern«.

Auch die erfahrene subjektive Wirkung der Behandlung mit Psychopharmaka muß den Leser aufs äußerste betroffen machen, die dabei erlebte Hilflosigkeit und Ohnmacht, die Einengung und verordnete Schwäche, angeblich zur Hilfe für den Patienten, aber ohne therapeutische Begleitung, Erklärung und Hilfe, sondern mit dem Anspruch eines bedingungslosen Vertrauens, das gerade diese Kranken auf Grund ihrer Vorerfahrungen gar nicht mehr haben können. Auch wenn die quälenden Nebenwirkungen und Wirkungen heute wohl leichter geworden sind, besteht die Belastung und eine Form der Gewalt gegen den Patienten dabei noch immer. Das Schlimmste ist, daß sich die Psychiater dabei meist dieser Gewalt und ihrer Macht gar nicht bewußt sind.

Wie wichtig, ja entscheidend das Verhalten des Pflegepersonals und der sogenannten Heilhilfsberufe für das Befinden und damit für die Gesundung der Patienten ist, wird in diesem Bericht ebenfalls deutlich. Mit ihnen sind die Patienten den langen Tag über zusammen und ihnen sind sie mehr oder weniger ausgeliefert. Sie sind zwar meist bemüht zu helfen, aber doch offenbar oft selbst hilflos und überfordert, uninformiert und gehemmt, in eigener Entscheidung und mitverantwortlich im Umgang mit dem Patienten zu entschei-

den. Sie müssen sich in dieser Überforderung oft in die distanzierte Routine flüchten, wodurch jede psychische Hilfe fast unmöglich wird.
Auf den psychiatrischen Stationen, im Umgang mit Schwestern und Pflegern, insbesondere aber mit den Mitpatientinnen und Mitpatienten spielt sich das für den Betroffenen Entscheidende ab. Dies findet aber viel zu wenig Beachtung bei denen, die die letzten Entscheidungen treffen. Und das alles empfindet und erlebt der Patient. Die Welt draußen rückt dabei in immer weitere Ferne, wird unwirklich und fremd, ja, zuletzt fürchtet sich der Patient davor und hält sich an seiner psychischen Krankheit fest. Ob es wirklich eine Krankheit ist oder nicht viel eher ein großes »Mißverständnis« zwischen dem Betroffenen (oder besser: demjenigen, den die ihn Umgebenden damit treffen) und seinen Mitmenschen, stellt sich nach Lektüre dieses Berichts erneut als ernstliche Frage.
So ist das Buch eine Art Pflichtlektüre für jeden, der mit sogenannten psychisch Kranken umgeht, in welcher Funktion auch immer, insbesondere aber für Psychiater – sowohl für Erwachsene, wie auch für Kinder und Jugendliche. Es könnte auch einen Anstoß dafür geben, sich über das Wesen der psychischen Krankheiten, oder was wir dafür halten, aufs neue Gedanken zu machen.

Reinhart Lempp

»Gezwungen,
mich in Abwesenheitswelten
zu verkriechen.«

Aus meiner frühen Kindheit. Ende der fünfziger Jahre wurde ich in Amerika geboren. Zwei Jahre später kamen wir zurück nach Deutschland. Wir, das waren meine Eltern, die beiden älteren Schwestern und ich. Wenige Tage vor meinem dritten Geburtstag erkrankte ich plötzlich an Kinderlähmung und mußte ins Krankenhaus: Zu fünft schliefen wir im Raum, jedes Kind in einem Gitterbett. Ich konnte beide Beine nicht bewegen. Heimweh quälte. Wenn ich mich verlassen fühlte, umklammerte ich den Bettzipfel fest mit beiden Händen. Ich nannte ihn »Zipfelmauer«. Niemand durfte Besuch empfangen. Wegen der Ansteckungsgefahr war strenge Isolation vorgeschrieben. Durch Glasscheiben konnten wir den Eltern und Geschwistern zuwinken. Als die meinen dann weggingen, weinte ich jedesmal sehr. Eine Krankenschwester drohte jedem, der nicht essen wollte, mit einem Kasperpuppenkrokodil. Uns kleinen Kindern machten seine Bisse, auch wenn sie gar nicht weh taten, furchtbare Angst. Ein Junge schrie fürchterlich, wenn sie es ihm von hinten an den Hals hielt.

Mit vielen Übungen lernte ich wieder zu laufen. Ich war ein sehr aufgewecktes, lebhaftes Kind, tobte am liebsten draußen durch Wiesen, Felder und im Gestrüpp herum. Ich liebte frische Luft und Bewegung, hatte großen Drang nach Auslauf und Freiheit. Ich konnte mich nur schwer alleine mit etwas beschäftigen. Vor allem an den Wochenenden quälte mich die Langeweile. In unserer Kinderzeit verboten uns nämlich die Eltern, sonntags draußen zu spielen oder herumzutoben, damit die Nachbarn nicht gestört würden. Vater hielt mich zum Lesen oder Handarbeiten, zum Basteln oder Malen

an. Das alles mochte ich aber nicht, denn ich hatte keine innere Ruhe dazu. Nach kurzen Versuchen fehlte die Geduld schon wieder. Manchmal lief ich zu Vater ins Zimmer, wo er am Schreibtisch saß. Er suchte aus dem Schränkchen ein paar Bilderbücher mit lustigen Karikaturen und Malereien berühmter Künstler heraus. Auf dem Sessel neben dem runden Tisch betrachtete ich sie. Das alles interessierte mich aber weniger als der Genuß, bei Vater sitzen zu dürfen, einfach nicht alleine sein zu müssen.
Angst vor dem plötzlichen Alleinsein machte mir auch ein Traum, der sich in Abständen mehrmals wiederholte. Ich erwachte davon schweißgebadet: Ich spazierte mit den Eltern und Geschwistern auf riesigen Eisenplattformen. Plötzlich teilten sich diese, ich stand alleine und konnte nicht hinüberspringen, denn ein breites, tiefes, schwarzes Loch trennte uns. Ich war verlassen!
Ab und zu fuhren Vater und Mutter mit uns Zug, Bus oder Straßenbahn. Waren wir zeitlich spät dran, so eilten sie, um das Verkehrsmittel noch zu erreichen. Und es ergab sich dann, daß Vater ein Stück vorlief, um durch sein Bitten den Schaffner aufzuhalten. Da ich nicht so schnell rennen konnte, erregten solche Situationen eine starke Furcht in mir. Ich wußte, sie hätten mich nie zurückgelassen, aber in diesen Momenten vergaß ich das. Obendrein bedrückten mich die stierenden Blicke von fremden Reisenden, wenn ich hinkend die Bahnsteige überquerte.
Das Wohnzimmer war bei uns vorwiegend der Aufenthaltsraum der Eltern. Abends mußten wir in unsere Zimmer gehen. Ein gemeinsames Zusammensitzen gab es außergewöhnlich selten, nur wenn Besuch da war oder irgend etwas Unvorhergesehenes, worüber zusammen geredet werden mußte, geschehen war. Ich spielte, wenn überhaupt, nur mit Autos. Geschenkte Puppen blieben unberührt in der Ecke liegen. Zu Weihnachten und zum Geburtstag wünschte ich mir meistens Feuerwehr- oder Polizeiautos und Bagger.

Als ich sechs Jahre alt war, bekam meine Mutter das vierte Kind, einen Jungen. Sie nannte ihn Heinz. Weil die Wohnung nun für uns sechs Menschen zu eng war, zogen wir ein paar Monate später um in ein kleines Häuschen. Ich freute mich, wenn die Eltern auf dem Flügel musizierten. Wir hörten die Musik abends vom Bett aus und schliefen dabei ruhig ein. Mein eigener Klavierunterricht hatte nicht mal ein Jahr gedauert. Der Musiklehrer forderte, die Übungsstücke derart oft zu wiederholen, daß alle Lust schnell verging. Besondere Geborgenheit fühlte ich, wenn mir Vater an Samstagabenden aus Märchenbüchern vorlas. Das beruhigte allen Kummer und die ganze Unausgeglichenheit. Vaters ruhige Stimme erweckte meine Zuneigung. Das wiederum bestärkte meine Schuldgefühle in Streitmomenten, wenn er mit Vorwürfen und Schuldanlastungen drohte, die ich mir dann sehr zu Herzen nahm und unter denen ich arg litt.

Jeden Sommer fuhren die Eltern mit uns Kindern für drei Wochen ins Gebirge, ins geliebte Fleckchen Erde. Das freute uns immer sehr. »In der Heimat, in der Heimat . . .«, sang Vater, wenn sich die Eisenbahn wie eine lange Raupe die Höhe hinaufschlängelte. Wir schauten aus den Fenstern zu den Kühen, die auf saftig grünen Wiesen weideten. Der Duft von frischem Heu wehte uns an den Haltestationen durchs offene Fenster entgegen. Wenn wir Kinder auf den Bergtouren nicht weiterlaufen wollten, lockte uns Vater mit guten Worten. Wenn das nichts half: mit süß-sauren Bonbons, die den Durst in der heißen Sonne löschten. Bis zum Gipfelkreuz. Dort gab's die Mittagsrast. Wie gut schmeckte das deftige Stück Käse mit einer Semmel in Händen – und dazu die Limonade.

Die Schulzeit. Mit sieben Jahren kam ich in die Schule. Ich hatte dort mehr nur Bekannte als richtige Freunde und stand meist am Rande der Gemeinschaft, wozu auch gewiß mein lebendiges Verhal-

ten beitrug. Ich mochte es, Späße zu machen und Streiche auszuhekken, etwa im Handarbeitsunterricht: Während die anderen Mädchen ruhig dasaßen, sich mit Sticken, Häkeln oder Stricken abmühten, nahm ich statt dessen das Wollknäuel, band das eine Ende ums Tischbein, kroch dann kreuz und quer durchs Klassenzimmer, so daß ein Wirrwarr von Wollfäden entstand. Die entsetzte Lehrerin stieg mir hinterher und ermahnte mich.
Wenn Kameraden mich wegen der Gehbehinderung hänselten und »Hinkebein, Hinkebein« riefen, mir dabei nachschauten und mich auslachten, brauchte ich Kraft, den beißenden Schmerz zu überwinden. Anfangs eilte ich weg und weinte, später trainierte ich einen schnelleren Gang, wollte den Hänslern mein gutes Lauftempo beweisen. Ich bemerkte dabei nicht, daß die Schritte dadurch um so größer ausfielen, was erst recht einen Grund zum Hinschauen und Veralbern gab.
In den späteren Jahrgangsstufen bildeten sich Klassencliquen. Auch da gehörte ich nicht dazu. Wurden Feten gefeiert, erhielt ich entweder keine Einladung oder wurde kurz vorher, wegen Absagen anderer, als Lückenbüßerin aufgefordert. Ich ging trotzdem hin, denn ich sehnte mich nach der Gemeinschaft und wollte alles versuchen, um wie die anderen akzeptiert zu werden. Dieses starke Engagement verursachte allerdings erst recht ein zwanghaftes Auftreten, was dann eher das Gegenteil bewirkte. Die schulischen Leistungen fielen mittelmäßig aus, jedoch lagen sie im Klassendurchschnitt in der besseren Hälfte. Nach der Volksschule und zwei Übergangsjahren in der Realschule, kam ich auf das Gymnasium.
Auf den langen Schulwegen erzählte ich den Kameradinnen aus der Parallelklasse gerne Phantasiegeschichten. Das lenkte ab, entspannte von allem Druck, vom ganzen Soll- und Mußleben. Ich redete frei, unbekümmert, was mir gerade so in den Sinn kam. Da die Geschichten spannend waren, mitunter lustig, hörten sie mir inter-

essiert zu: Ich sprach von einer großen dicken Kugel, genannt »Wälzkloß«. Dieser rollte immer alleine durch die Straßen. Da er aber so mächtig und schön aussah, wurde er bewundert. Manchmal war er gut, aber oft auch böse. Er bewegte sich dann schneller und schneller durch die Orte, so daß alle Menschen Angst hatten, wegrannten, ja, flüchteten. In dieser Kugel steckte eine gewaltige Kraft. Kein Mensch, kein Gegenstand, kein Gebäude waren vor ihr sicher.

Schwierigkeiten in jungen Jahren, Ärger daheim, Drohungen machen mir Angst. Wirkliche Schwierigkeiten zeigten sich nur zu Hause. Es lag nicht daran, daß meine beiden Schwestern meist unter sich sein wollten, auch nicht daran, daß Mutter dem kleinen Bruder Heinz, auch bedingt durch seine Hautallergien und sein Asthma, besondere Zuwendungen gab, nein: vor allem litt ich darunter, daß Erziehungs- und Umgangsmaßnahmen häufig ungerecht gehandhabt wurden. Hatte Heinz etwas angestellt, die Schuld und den Ärger erhielt nicht er. Mutter erfand alle möglichen Ausreden, ihn zu verteidigen und zu schützen. Meist betrachtete sie mich als Sündenbock. Heinz bekam schnell heraus, daß er Mutter immer auf seiner Seite hatte. Er genoß und nutzte diese Bevorzugung aus, gerade wenn er mich ärgern wollte, mir Spielzeug oder andere Dinge wegnehmen wollte: Stellte ich ihn zur Rede, und fühlte sich Mutter aber nicht in der Lage, den Streit zu schlichten, so rief sie Vater. Er kam dann angerannt, schimpfte und ohrfeigte mich, was Heinz zum Lachen brachte. Anfangs weinte ich. Mit der Zeit fielen die Reaktionen jedoch wütender und aggressiver aus: Ich wehrte mich.

Heinz zeigte mir beim Spielen draußen ältere Kinder, die ihn angeblich immer ärgerten. Er wußte, daß ich für mein Alter recht kräftig war. Ich sollte sie ausschimpfen, zurechtweisen, sollte für ihn handgreiflich werden. Ich tat es, denn ich versprach mir davon ein besseres Auskommen mit ihm – und daß er mir keine Sachen mehr wegnähme. Mitunter kam dann heraus, daß seine Anschuldigungen gar nicht der Wahrheit entsprachen. Es trafen Beschwerden aufgebrachter Eltern ein. Vater bestrafte mich fürs erste mit Ohrfeigen, dann mit Hausarrest.

An schönen Sommertagen spielten wir mit Nachbarskindern im Garten Tischtennis. Da mir das viel Freude machte, ging ich auch in einen Verein, spielte dort bei Turnieren und Meisterschaften mit.

Eine Einladung zu Verwandten. In den Osterferien, mit zwölf Jahren, durfte ich für acht Tage zu Tante Lena fahren. Sie winkte mir am Bahnsteig mit ihrem weißen Taschentuch. Stolz stieg ich aus dem Zug und eilte ihr entgegen. Schick hatte ich mich gekleidet, dachte ich jedenfalls, ganz im Look der Schulkameradinnen. Topmodern. Zum neuesten Schrei gehörten damals helle T-Shirts, bedruckt mit einer großen Mickymaus. Nach einer herzlichen Begrüßung blieb Tante Lenas entsetzter Blick auf dieser Hemdfigur stehen. Sie veranlaßte sofort den Austausch gegen eine grüngemusterte Bluse, schleifte mich dafür durch mehrere Geschäfte. Das Hemd verstaute sie in ihrer Handtasche und behielt es bei sich. Tante Lenas Zwang, mich von den Sachen, die meine Kameradinnen mochten, fernzuhalten, erinnerte mich ganz an daheim. Es blieb nicht bei diesem ersten aufregenden Erlebnis. Der schon recht alte Onkel zeigte mehrmals deutlich, daß auch er mich nicht verstand oder nicht verstehen wollte, übte etwa durch Forderungen, beispielsweise bei den Mahlzeiten eine ganz bestimmte Menge zu essen, einen ungeheuren Druck aus. Obendrein äußerte er sich zu meinem nicht angepaßten Verhalten. Mir wurde schnell klar, daß die beiden von den Eltern über unsere familiären Schwierigkeiten gut unterrichtet worden waren. Und ich hatte Befürchtungen, bei den Verwandten bleiben zu müssen.

Meine freie Zeit. Meine freie Zeit verbrachte ich vorwiegend im Reitstall. Er lag fünf Minuten mit dem Fahrrad von uns entfernt am Ortsrand. Dort vertrauten mir die Leute und nahmen mich für voll. Das gab gehörig Selbstbestätigung. Im Büro hielt ich oft ganz alleine die Stellung, übernahm den Telefondienst, verkaufte Reitkarten und Getränke. Kurzum, ich fühlte mich stolz in meiner Position. Über das Trinkgeld mancher Kunden oder, hin und wieder, fünf Mark vom Reitlehrer, freute ich mich gewaltig. Das spornte noch mehr an, die Arbeit schneller zu verrichten. Das Personal nutzte meinen großen Einsatz aus. Während meiner Anwesenheit bedankte man sich, fehlte ich, machten andere die Arbeit. Keiner kümmerte sich weiter um mich, wenn ich krank oder verhindert war. Ich bemerkte dieses Ausnutzen damals nicht oder verdrängte es, denn meine Angst, weggeschickt zu werden, verdoppelte den Eifer noch. Ich befürchtete, es gäbe plötzlich eine bessere Unterstützungs- und Vertrauensperson, die meinen Platz womöglich einnehmen würde.

In den Schulferien fuhr ich manchmal schon frühmorgens zum Reitstall. Die Sonne stieg langsam am Horizont empor und weckte die Pflanzen aus ihren Träumen. Die Luft war noch sehr frisch. Tautropfen schmückten die Wiesen. Sie wirkten wie hunderttausend Tränen, die der Himmel über Nacht geweint hatte. Nicht selten stand ich am Stalleingang und horchte auf das Gezwitscher der Vögel. Das herrliche Singen einer jungen Amsel erfreute mich fast jeden Morgen.

Außer mir halfen den Stallburschen noch einige Frühaufsteher beim Pferdestriegeln, Boxenausmisten und Stallgassefegen. Anschließend aßen wir zwischen Strohballen zünftig unsere mitgebrachten Frühstücksbrote. Wie gut schmeckte es nach getaner Arbeit. An einem heißen Julitag gingen wir gegen zehn Uhr morgens auf die Pferdekoppel, welche ein Stück hinter der Reithalle lag, um den Holzzaun anzustreichen. Ein paar Sprunghindernisse standen auf der breiten

Fläche des sandigen Bodens. Je später es wurde, desto stechender prallte die Sonne auf unsere Köpfe. Die braune, klebrige Farbe brannte auf der Haut, vermischte sich mit dem herunterlaufenden Schweiß auf Händen und Armen. Ich hatte großen Durst und träumte mit ausgetrocknetem Mund von gekühlter Limonade oder einfach von Leitungswasser, das man dort aber nicht trinken durfte. Ich sah die Vorgesetzten, wie sie genüßlich ihre Limonadenflaschen an den Mund setzten und den Inhalt hinunterkippten. Ich wagte nicht zu betteln, befürchtete, dies könnte ein Grund sein, mich wegzuschicken.

Die Eltern hielten nicht viel von dem Reitstallmilieu, da manche Pferdepfleger gerne zum Alkohol griffen, und sich unter ihnen manchmal Schlägereien ereigneten. Obwohl derartige Vorkommnisse für einige Aufregung sorgten, war meine Neigung, weiter dorthin zu gehen, größer. Nach heftigen Auseinandersetzungen mit Vater und Mutter, bettelte ich so lange, bis sich mein Willen durchsetzte. Es gefiel mir eben unter den Reitern. Zwar waren einige Fremde dabei, aber im Grunde hatte ich einen bestimmten Kreis von Leuten um mich, der immer zum Reiten und Pflegen der Pferde kam. Des öfteren saß man zusammen in der Reiterklause, redete über dies und das. Da wurden, was ich zu Hause vermißte, richtige Gespräche geführt. Ich wurde innerhalb der Gemeinschaft ernstgenommen.

Die angebliche Scheinwelt. Vater verbrachte die Zeit nach der Arbeit und die Wochenenden fast ausschließlich am Schreibtisch. Mutter verrichtete die viele Arbeit im Haushalt, ein Miteinander gab es kaum. Das hätten wir dringend gebraucht: Reden, durch Gespräche Gedanken austauschen, etwaige Mißverständnisse klären und über Dinge diskutieren. Vater beschäftigte sich mit Büchern, lebte gedanklich bloß in seiner geistigen Welt. Er akzeptierte keine Fragen und Meinungen, etwa über die Schule, über Kameraden, erlebte Ereignisse oder Beobachtungen, er hatte keine Zeit, uns anzuhören und richtig Stellung zu nehmen. Vater spielte eine heile Welt vor, wollte uns vor »schlechten Dingen«, wie er sich ausdrückte, beispielsweise vor irgendwelchen seichten oder reißerischen Artikeln in Zeitungen, bewahren. Schon der Kinderverstand kapierte, daß wir in dieser vermeintlichen Vollkommenheit nicht lebten. Wir waren hin- und hergerissen, denn draußen wurden wir mit der Wirklichkeit konfrontiert.

Ich wehrte mich immer mehr gegen solche merkwürdigen Ansichten. Dadurch traten natürlich besonders zwischen Vater und mir Konflikte auf. Seine Drohungen, mich in ein Heim zu geben, in dem strenge Erzieher wirkten und es kategorische Strafen gäbe, wenn ich »böse« sei, machten mir Angst und zwangen mich des öfteren, auf seine Forderungen einzugehen, nämlich Bestrafung einfach hinzunehmen.

Wie oft saß ich dann abends lange schweißgebadet auf der Treppenstufe und horchte den Gesprächen der Eltern zu. Die furchtbare Angst vor Heimlichkeit und Verschwiegenheit, die ich erfuhr, trieben mich ins Mißtrauen. Im Schleichen wurde ich zwar von Mal zu Mal geübter, doch wenn die Tür quietschte oder eine Treppenstufe knarrte, kam es vor, daß Heinz im Raum nebenan mein Lauschen bemerkte. Sein anschließend aus vollen Tönen erklingendes Singen veranlaßte mich zu noch waghalsigeren Lauschmanövern. Mitunter schlich ich fast bis hinunter in den Flur, mit höchster Wachsamkeit, da jeden Moment die Türe aufgehen konnte.

Weitere Probleme. Die Eltern sprachen mit Verwandten und Bekannten. Sie unterbreiteten mein auffälliges Verhalten, suchten Ratschläge, Hilfe, wollten sich aussprechen. Diese eigentlich fremden Personen kannten uns flüchtig von gelegentlichen Treffen, die bei zwei- oder dreistündigen Besuchen stattfanden. Während dieser Zeit verhielt sich jeder Anwesende zurückhaltend und rücksichtsvoll. Die »Freunde« fühlten sich geschmeichelt, Verantwortung und Vertrauen, obendrein Dank von Vater und Mutter zu bekommen. Sie verteilten »schlaue« Ratschläge, mischten sich mitunter in Vorkommnisse ein, die sie aus fremder Sicht keineswegs beurteilen konnten. Je mehr Anhaltspunkte sie durch Erzählungen und Aussagen bekamen, um so »klüger« fielen ihre Ideen aus. Wirklich kümmern hingegen tat sich keiner. Ein Bekannter versprach, meine Verhaltensstörungen zu bessern. Ich durchblickte damals nicht, was dahinter steckte. Gerne nahm ich also an seinen wöchentlichen Gesprächsstunden, in denen ich ihm Gedanken, Frust und Kummer offen anvertraute, teil. Ich mochte den netten Herrn und glaubte an seine Verschwiegenheit. Als er dann fand, daß diese Gespräche nichts weiterbrächten, gab er sie auf. Ich hatte schließlich bemerkt, daß zwischen ihm und meinen Eltern enger Kontakt und Gedankenaustausch bestanden hatte. Das brachte mir erneut völlige Verunsicherung und Zweifel ein.

Auch mit Mutter steigerte sich der Ärger. »Falsche Liebe« nannte ich ihre Bevorzugung des kleinen Bruders. Vielleicht hatte sie auch irgendwelche Erwartungen an Heinz und suchte bei ihm das Verständnis, das sie beim Vater vergeblich gesucht hatte. Sie litt unter Vaters Druck. Um Auseinandersetzungen zu vermeiden, ließ sie sich vieles gefallen und gehorchte seinem Willen.

Trotz aller Probleme hing ich sehr an meinen Eltern. Vaters Drohungen, Ermahnungen, nicht die »schlechten« Zeitungen zu lesen, er sei dann ganz traurig, veranlaßten mich, bitterlich zu weinen. Nein, ich wollte nicht, daß Vater traurig war, litt sehr, lag abends Stunden wach im Bett und zog die Decke über den Kopf, weil Ängste mich quälten.

Eine Jugendfreizeit. In den Sommerferien, mit dreizehn, fuhren meine Schwester Daniela und ich zu einer dreiwöchigen Kinder- und Jugendfreizeit. Je nach Alter wurden wir in verschiedene Gruppen aufgeteilt. Da vorwiegend gutes Wetter war, unternahmen wir fast täglich Ausflüge. Nach einer zweistündigen Omnibusfahrt zum Meer, traten wir eine Wattwanderung an. Während der Rastpausen erlaubten uns die Betreuer, ins flache Wasser zu gehen. Mit Vergnügen suchten wir nach Muscheln und Seesternen, die von der Flut ans Ufer gespült worden waren.

Wenige Kameraden mochten mein wildes Verhalten. Die gleichaltrigen Mädchen sannen über ihre Freunde nach, erzählten stolz von ersten Liebschaften, während ich es vorzog, in dem üppigen Wiesengelände herumzuspringen und Ball zu spielen. Zwei jüngere Kinder machten gerne mit. Trotzdem, bei Unternehmungen mit der Gruppe und auch im Schlafraum war ich vor allem mit älteren Mädchen zusammen. Des öfteren machten sie sich über mich lustig. Mir tat das weh, denn ich wollte so sein wie alle. Vielleicht gerade weil ich diese Außenseiterrolle bekam, wollte ich dann nur noch mit jüngeren Kindern oder ganz alleine draußen herumstromern.

Heimweh plagte mich ein wenig, doch gab mir Danielas Anwesenheit einen sicheren Halt. Es quälten mich hauptsächlich abends leichte Ängste vor dem Alleinsein: Danielas Gutenachtgruß und ihre Umarmung bedeuteten mir viel.

Einen Gruppenleiter mochte ich besonders gerne. Wie oft machten wir fröhliche, aufheiternde Späße. Auf Spaziergängen lief ich meist an seiner Hand. Er strahlte eine Menge Väterlichkeit, Herzlichkeit und Geborgenheit aus. Ich war schon in jungen Jahren recht anhänglich und zuwendungsbedürftig, sobald ich Sympathie spürte. Anstatt, wie vorgeschrieben, nach 20 Uhr in den Zimmern zu bleiben, schlichen wir Mädchen manchmal recht abenteuerlich im Dunkeln durchs Haus. Das »Herumgegeistere« amüsierte uns gewaltig.

Tauchte plötzlich eine Aufsichtsperson im Halbdunkel auf, versteckten wir uns in der Flurnische oder hinter irgendeinem Schrank. Wenn sie uns dann aber erwischte, lachte ich lauthals heraus. Taten die anderen zwar das gleiche, so übertönte mein Lachen das ihre doch noch etwas genüßlicher, was alle anderen natürlich dazu anhielt, weiter zu albern.

Meine eigene Phantasiewelt – und mein gänzliches Verweigern. Mit der Zeit schuf ich mir eine eigene Welt mit Phantasietieren, die, wann immer ich wollte, für mich da waren. Sie besaßen gewaltige Kräfte, halfen jederzeit und gaben enormen Halt. »Sahnekäfer« und »Krabbelmaus« nannte ich sie. Nun mußte ich endlich nicht mehr alleine gegen die Konflikte ankämpfen.
Die Verstrickungen und Auseinandersetzungen zu Hause verschlimmerten sich allerdings, meine Aggressionen wurden stärker. Ich steigerte mich in alles tiefer hinein. Selbst Lapalien endeten im zornigen Aufbegehren und in richtigen Wutausbrüchen. Viele erlebte Enttäuschungen, die sich vergraben hatten, veranlaßten mich, in völlige Opposition und Abwehr zu treten. Wenn die Eltern etwas von mir wollten, erhielten sie zuerst die sture Antwort: »Nein!« Meine einzige Hilfe, die Phantasiewelt, in die ich sonst hatte flüchten können, schien plötzlich unerreichbar.

Mit einem Berg von Problemen zur Psychologin. Mit vierzehn Jahren brachten mich die Eltern zu einer Psychologin, wo ich während mehrmaliger Besuche getestet wurde. Ich mochte diese Frau, genoß die Zuwendung und Zeit, die sie für mich aufbrachte. Von Termin zu Termin sehnte ich mich nach der nächsten Stunde. Ihre plötzliche Äußerung schließlich, daß die Arbeit beendet sei und ich nicht mehr zu kommen brauche, war für mich ein Schock. Ich fühlte mich total verlassen, noch einsamer als vorher. Die Psychologin fehlte mir sehr, denn in ihr hatte ich endlich eine Bezugsperson und einen letzten Halt gefunden.

Die Umstände zur Einweisung in eine psychiatrische Klinik. Die Testergebnisse fielen schlecht aus: »Verdacht auf Hebephrenie« stand unter anderem in dem mehrseitigen Bericht geschrieben. Wir wurden von der Psychologin an einen Professor für Kinder- und Jugendpsychiatrie überwiesen. Innerlich drückte ein aufgewühlter Berg nicht zu bewältigender Last. Und er, dieser Problemberg, verbreitete immer noch mehr Ängste und Aggressionen, die sich schließlich sogar gegen mich selbst richteten. In besonders quälenden Momenten ritzte ich mit spitzen Gegenständen in meine Hände und Arme. Das half gegen jede Furcht und alle bedrohlichen Phantasieideen. Von angreifenden Fledermäusen, von der Geisterkralle und allen möglichen Grauensgestalten erzählte ich. Das Verletzen der Haut, der dadurch verursachte Schmerz vertrieb die Ängste und bahnte den Weg zur Realität zurück. Ich spürte mich wieder. Wenn Leute die Ursache der blutigen Kratzer erfragten, lautete meine Antwort: »Ich habe mit der Wildkatze gekämpft! Sie läßt mich nicht in Ruhe.«

Dies alles sowie mein Verhalten daheim, war für den Professor ein gewichtiger Grund, mich als einen »schweren Fall« zu bezeichnen. Er veranlaßte mit dem Einverständnis der Eltern die Einlieferung in seine Klinik. Zur Beobachtung, vier bis sechs Wochen, versprach er. Die »Forderungen« des Chefarztes klangen nicht übel. Ich bräuchte nicht in die Schule zu gehen, dürfte spielen, sei befreit von den sonst gewohnten Muß-Pflichten, wie Lernen, Hausaufgaben machen usw. Es gäbe auch keine Bettruhe, was ja eigentlich in einem Krankenhaus zur Tagesordnung gehörte. Außerdem sprachen Vater und Mutter plötzlich sehr liebevoll und geduldig mit mir, um ja jeden Ärger und alle bockige Ablehnung zu vermeiden.

Ein erster Einblick in die geschlossene Station. »Bitte Klingeln!« stand auf einem Schild mit großen schwarzen Buchstaben, das an der verschlossenen Stationstüre hing. Zum Aufnahmegespräch wies die Oberschwester die Eltern und mich ins Empfangszimmer.

Schwester Helma kam und führte mich über den langen Flur. Man sah Kinder der verschiedensten Altersgruppen: Babys, Kleinkinder, Teenager, die auf zwei Tagesräume verteilt waren.

Als ich mich von den Eltern verabschieden wollte, hörte ich, daß sie schon weggegangen seien. Ich war enttäuscht und bekam Angst, die jedoch verschwand, als ich den Kindern im Spielzimmer vorgestellt wurde. Einige beschäftigten sich mit Gesellschaftsspielen, andere mit kleinen Autos, blätterten im Bilderbuch oder lagen bloß so auf Sitzkissen und schauten in die Luft. Ein blonder Junge kam gleich angesprungen, um mich zu begrüßen. Er sprach die Worte recht unverständlich, halb kreischend, halb stotternd aus. Zuerst erschrak ich, antwortete ihm aber sofort. Dann spazierte er zufrieden zu seinem Platz auf einem alten Sofa unter der Fensterbank zurück und schaltete das Radiogerät ein.

Dem Stationsarzt fielen gleich meine kräftigen Arme auf, als er beim Untersuchen mit seinem Hämmerchen die Reflexe prüfte. Ich sagte ihm, daß dies von der vielen Arbeit im Reitstall käme und daß die Beine wegen der Kinderlähmung schwächer seien. Auf meine Frage, wie lange ich hierbleiben müsse, erwiderte er dasselbe wie der Chefarzt, fügte seiner Antwort aber noch ein »voraussichtlich« bei.

Das Pflegepersonal von der Nachmittagsschicht zeigte mir alle noch nicht besichtigten Räumlichkeiten der Abteilung: Von dem langen Flur gingen rechts und links die Patientenschlafräume ab. Die Bäder blieben tagsüber verschlossen. In allen Zimmern, zu denen wir Patienten Zutritt hatten, fehlten die Griffe an den Wasserhähnen.

Anschließend packten wir meine Koffer aus. Bis auf einen Schlafanzug, die Hausschuhe und die Kleider, welche ich am Körper trug, wurden meine Sachen in einen Spint weggeschlossen. Ein paar Kleinigkeiten an Spiel- und Schreibzeug durfte ich freilich außerdem behalten, alles ungefährliche Dinge, mit denen man sich nicht verletzen konnte. Im Schlafraum standen vier Betten mit je einem Nachtschränkchen rechts daneben. An den kahlen Wänden hingen zwei oder drei Bilder, die Kinder mit Wasserfarben gemalt hatten.

Konfrontiert mit dem Gefangensein. Ich saß auf meinem Bett und schaute durch die verriegelten Fenster. Bloß einen kleinen Spalt konnte man sie öffnen. Mein Blick fiel auf die dicken Eisengitter davor. Kahle Bäume ragten trist gegen tiefhängende dunkelgraue Wolkenschwaden. Ein beklemmendes Gefühl stieg empor. Ich fühlte mich gefangen, alle Türen nach draußen waren versperrt. Inmitten der bitteren Ausweglosigkeit durchfluteten meinen Körper Wallungen von Ängsten. Beim Versuch, sie zu verjagen, plagte mich der nächste Schub noch gewaltiger. Fledermäuse und die Wildkatze, sie alle wollten mich bedrängen und angreifen. Ich versuchte zu weinen und Tränen aus den Augen zu drücken, doch es mißlang. Mittels einer Büroklammer, die ich aus der Hosentasche kramte, fand ich Hilfe. Der spürbare Schmerz des Hautritzens lenkte mich ab und löste die Angst. Das Pflegepersonal, welches unbemerkt mein Zimmer betreten hatte, entriß mir die Klammer trotz meiner Gegenwehr und brachte mich ins Spielzimmer zurück.

Medikamente zur Beruhigung. »Iih, sind die bitter!« meinte ich zur Schwester nach der Einnahme meiner Tropfen. »Der Arzt hat sie angeordnet, damit du wieder gesund wirst«, hörte ich im Vorbeigehen. »Ich bin gesund! Ich bin nicht krank!« Diesen Hilferuf nahm sie aber wohl nicht wahr oder sie überhörte ihn absichtlich, um weitere Diskussionen zu vermeiden.

Gegen das Leben im »Käfig«. »Geisterkralle, Geisterkralle!« schrie ich – und wedelte wild mit den Händen, als der Arzt die Station betrat. »Ich will raus hier! Wieso sperrt ihr mich ein? Die blöde Medizin, die macht so müde. Ich kann nichts richtig spielen. Mein Kopf ist so leer!« Und er: »Du mußt die Medikamente schön einnehmen, damit du bald nach Hause kannst. Wir möchten doch, daß es dir wieder besser geht.« Und ich: »Mir gehts gut. Ich brauche das Zeug nicht, die Arznei ist böse! Ich will raus!« rief ich unter Tränen, schlug mit der Faust in bollerndem Rhythmus gegen die verschlossene Eingangstür und rüttelte an ihr, was ein lautes Knallen erzeugte. Um diesen Krach zu verhindern, zog mich der Arzt an der Hand in sein Behandlungszimmer.

Von meinen Ängsten wollte er wissen, und warum ich so oft wütend sei. Er sprach mit ernstem Ton, fast bestrafend klang seine Stimme. Ich sprang auf und wollte weglaufen. »Bleib hier! Ich möchte mit dir reden!« Mein Blick richtete sich zur Tür. Seine Drohung, wenn ich mich nicht bessere, noch strengere Maßnahmen zu veranlassen, beendete schließlich das Gespräch. Sein Telefon klingelte, und er schickte mich aus dem Zimmer.

Mitpatienten. Die anderen Patienten blieben meist ein paar Wochen zur Beobachtung, wenige nur über noch längere Zeit. Auch Kinder aus Heimen wurden gebracht. Ich empfand ihnen gegenüber besonderes Mitleid. Einmal sah ich von weitem, wie ein kräftiger Junge dem kleinen Tobias vom Kinderheim den Hals zudrückte. Sein Gesicht wurde rot. Er bekam keine Luft mehr. Eine Schwester befreite ihn. Daraufhin tröstete ich Tobias. Wir spielten nun zusammen, wenn ich die Geduld dazu hatte, so manches Mal mit Matchboxautos oder der bunten Holzeisenbahn.

Ein Mädchen schrie fürchterlich vor Schmerzen. Sie litt unter epileptischen Anfällen. Plötzlich, ohne Vorankündigung, kippte sie um, fiel gegen Bett- und Tischkanten und schlug sich dabei den Hinterkopf auf. Da sie schon mehrere Male auf die selbe Stelle gefallen war, hatte sich eine tiefe blutende Wunde gebildet, die jedesmal von neuem genäht werden mußte. Diese Qualen hörten erst auf, als ein gepolsterter Kopfschutz angefertigt wurde, den sie tagsüber trug. Solche Vorfälle erweckten ihr gegenüber Zuwendung, obwohl sie sich sonst bei uns Kindern durch ihr ewiges Verpetzen unbeliebt machte.

Nachdem sich eine sechzehnjährige Patientin aus dem Nachbarschlafraum eines Abends beide Pulsadern aufgeschnitten hatte, herrschte Hektik und Aufregung. Der diensthabende Arzt nähte die stark blutenden Wunden. Als Grund für den Suizidversuch gab das Mädchen an, daß sie nicht mehr leben und allem Elend endlich ein Ende setzen wollte. Sie hatte bisher auf mich einen für ihr Alter recht reifen Eindruck gemacht. Ich wunderte mich nur immer über ihre Furcht, alleine zu gehen: Auch bei kürzesten Wegen auf dem Flur suchte sie die Hand eines hilfsbereiten Menschen. Notfalls, wenn sie niemand begleitete, blieb sie einfach auf dem Fleck stehen und hangelte sich krampfhaft an der Wand entlang, um vorwärts zu kommen.

Gerlinde war ein Neuzugang. Sie hatte lange braune Haare. Ihr Körper war von schmächtiger Gestalt. Die großen blauen Augen strahlten, wenn sie lachte, doch sie hatten sonst einen ernsten, traurigen Ausdruck. Gerlinde berichtete, daß sie hier sein müsse, um an Gewicht zuzunehmen. »Warum bist du hier?« wollte sie von mir wissen. Das war die übliche erste Frage, wenn man mit neuen Leuten zusammentraf. Der Arzt rief sie zur Untersuchung, bevor ich ihr antworten konnte.

Ich blickte aus dem Spielzimmerfenster hinaus in den großen Garten . . . Die Sonnenstrahlen fielen zwischen den hohen Bäumen hernieder. Zum ersten Mal erkannte ich ihre kleinen hellgrünen Blättchen.

Der Frühling hatte begonnen. Ein Windhauch wiegte die Ästchen der Bäume. »Wind, Wind, du bist mein Freund, du hilfst mir sicher.« Ich nahm ihn als einen Halt für meine Zuversicht und klammerte mich daran.

Als Gerlinde zurückkam, sagte sie, daß ihr ab morgen strenge Bettruhe verordnet sei, weil sie wieder zwei Kilogramm abgenommen habe. Meine angebotene Nougatschokolade lehnte sie ab. Arm in Arm schlenderten wir über den Flur. Am nächsten Tag, als ich sie besuchen wollte, war ihre Zimmertür verschlossen. Durchs schmale Fensterchen sah ich, daß in ihrem rechten Arm eine Infusionsnadel steckte. Langsam tropfte Flüssigkeit durch den dünnen Schlauch zu ihr. Gerlinde könne erst wieder aufstehen und Besuch haben, wenn sie zugenommen habe. Jetzt jedenfalls dürfe niemand zu ihr, meinte der Arzt, ehe er hastig aus der Stationstüre verschwand. »Diese gemeinen Ärzte«, murmelte ich enttäuscht.

Die Sehnsucht nach Freiheit. Wie so oft sehnte ich mich nach Freiheit, denn ich fühlte mich wie ein Tier im Käfig gefangen. Ich stierte aus dem Fenster. Hatten die Leute draußen es gut: »Ihr seid frei. Sehnlichst würde ich gerne in eurer Haut stecken. Ihr braucht nicht in der Psychiatrie zu sein«, stammelte ich in trübsinnig leisem Ton. Sofern dieser Raum nicht verschlossen war, der einzige übrigens mit Blick zur Straße, zu dem Patienten Zutritt hatten, dann schaute ich hinaus und beobachtete das Leben, von dem mich die strenge Isolation entfremdet hatte. Nur ein schmales Stückchen Wiese mit Büschen trennte mich von der Außenwelt: Sehr nah lag die Freiheit, war aber doch so unerreichbar fern. Ich beschloß, bei der nächstmöglichen Gelegenheit abzuhauen. Daß dieses Unternehmen gut geplant sein mußte, wußte ich. Erfüllt von hoffnungsvollen Gedanken stieg eine neue Zuversicht auf.

Mein Drang nach draußen, dorthin, wohin die Füße tragen. Die Gelegenheit zur Flucht bot sich schneller als gedacht. Als sich nämlich Besucher verabschiedeten, konnte ich unbemerkt mit aus dem Haus schlüpfen. Das hatte ich zwar schon öfters probiert, doch es war bisher immer fehlgeschlagen. Die Betreuer zerrten mich dann mit aller Gewalt zurück. Wenn ich mich dagegen wehrte, wurde gespritzt.

Es war ein recht kühler Tag, Rauhreif benetzte die Wiesen. Ich fror im dünnen T-Shirt. Die frische Luft spendete Kraft. Ich fühlte mich wohl und erleichtert, endlich weggehen zu können: wohin ich wollte. Nach etwa zweistündigem Aufenthalt im Freien, zitterte ich vor Kälte und Schwäche und schlich in den separaten Bürotrakt des Klinikgeländes. Dort versteckte ich mich hinter dichtgewachsenen Grünpflanzen neben der Heizung zum Aufwärmen.

Was heißt eigentlich »verrückt«? Auf dem Weg zum Gymnastiktraining im großen Sportsaal erfuhr ich eines Tages, daß mein Aufenthaltsort im Jargon »Irrenhaus« hieß. Das stimmte mich nachdenklich. Also deshalb die vergitterten Fenster und verschlossenen Türen! Ich hatte schon so etwas geahnt. Aber wieso bin ich hier? Bin ich etwa verrückt? Was habe ich überhaupt? Bedeutet »verrückt« nicht einfach: an eine andere Stelle gerückt zu sein und der vorgeschriebenen Norm entglitten? Menschen, die aus der üblichen Bahn des Lebens geworfen waren und dem Alltag nicht mehr entsprachen, bezeichnete und bezeichnet man als verrückt oder irre. Sind diese Worte nicht erst »fahrlässig« derart in Abstoß und Verruf geraten, daß sie fast zwangsläufig Reaktionen des Zurückschreckens hervorrufen? Sind psychisch Kranke nicht gerade erst durch Erzählungen von »früher«, von Kliniken mit Gummizellen, hohen Mauern und abartigen Zwangsmaßnahmen, mit tiefen Vorurteilen behaftet worden? Trägt denn nicht unterschwellig allein Angst und

Schrecken dazu bei, psychisch kranke Menschen zu isolieren, einzusperren, ruhigzustellen und aus dem Verkehr zu ziehen, auch über viele Jahre hinweg?
Selbst aufmerksames Ohrenspitzen, etwa wenn Ärzte fachsimpelten: »Vera ist sehr krank, psychopathisch«, obendrein Lateinvokabeln hinzufügten, half nur wenig, zu verstehen. Ich fand einfach keine einleuchtende Erklärung dafür, warum ich in der Klinik war. Außerdem nahm ich die Worte der Ärzte akustisch nur selten richtig wahr oder vergaß sie gleich wieder – war der Kopf doch so müde und leer. Konnte ich Fetzen tatsächlich behalten, wollte ich vom Personal die Bedeutung der Wörter erfahren. Leider selten mit Erfolg.

Die Gespräche mit den Therapeuten. Ab und an holte mich eine Psychologin. Sie gab sich wohl Mühe, aber verstand meine Ängste, die von eingeredeten Schuldgefühlen und dem Druck der Eltern herrührten, nur oberflächlich. Vielleicht fehlten ihr auch Einfühlungsvermögen, Fachwissen oder einfach die Zeit. Unsere Gespräche trugen jedenfalls wenig zur Besserung meines Befindens bei. Erstens beeinträchtigten mich Dösigkeit, geringes Reaktionsvermögen und mangelnde Konzentration, zweitens wurden begonnene Themen, beispielsweise über meine Ängste oder mein gestörtes Verhalten, wie sie es ausdrückte, plötzlich von anderen Dingen, Telefonaten und Abrufen, durchbrochen oder einfach deshalb beendet, weil ihre Uhr anzeigte, daß die einkalkulierte Zeit um sei. Danach fühlte ich mich aufgewühlt und erregt und noch mehr alleingelassen. Das ängstigte mich von neuem. Wie sehr hatte ich den angestauten »Berg« festgehalten, ihn nicht in Aggressionen gegen andere oder mich herausgelassen, und nun stand ich weiter allein damit. War es Nachmittag, mußte ich die Stunden bis zum Abendessen überstehen, dann die Nacht ... Ich wurde mit solchen Situationen schlecht fertig, Unruhe packte mich. Manchmal schrie ich vor Wut.

Schickte die Psychologin mich in großen Angstmomenten einfach weg, weil sich unerwartete Dinge dazwischendrängten, wurde ich bockig oder ließ, wenn ich sonst niemanden zum Reden fand, die Aggressionen später an mir selber aus. Einmal ließ ich die Psychologin nicht aus ihrem Behandlungsraum, stellte mich vor sie, um Zeit, Zuwendung und Zuhören zu erzwingen. Es dauerte ein Weilchen, indem sie ruhig und verständnisvoll auf mich einredete, bis ich gehorchte. In mir stieg große Reue auf. Im Grunde wollte ich die Psychologin nicht »fangen«, wie ich es damals ausdrückte, doch ich kam nicht an gegen die angestauten Wutberge. Sollte ich überhaupt noch mit der Psychologin reden? Wie gerne wäre ich bei ihr geblieben und hätte Schutz gesucht gegen quälende Fragen, die sich mir aufzwangen. »Sind Sie mir böse?« So lautete eine von diesen Fragen, denn Schuldgefühle plagten mich, wenn ich ihr berichtete. Hatte ich etwas Falsches gesagt? Würde ich daraus Nachteile ziehen und immer eingesperrt bleiben? Bin ich jetzt schlecht? Nicht immer gelang es mir, diese fesselnden, angsterregenden Gedanken zu verdrängen.

Anfangs suchte ich im Toben und in der Aggression Ablenkung, später probierte ich den Ausweg. Ich antwortete dann nur noch selten auf Fragen von Therapeuten und Ärzten. Entweder wechselte ich schlagartig das Gesprächsthema, redete belangloses Zeug, beklagte schlechtes Wetter, ging zum Fenster, streichelte die Blätter einer exotischen Palme und bewunderte sie, oder ich schwieg. Furcht, über Probleme zu sprechen, hatte ich nicht, empfand sogar eine innere Enttäuschung, zu erleben, daß auch hier keine Hilfe bezüglich der Konflikte daheim zu finden war.

Wenn ich Angst hatte, wollte ich mir nicht mehr in die Haut ritzen, suchte statt dessen jemanden zum Reden. Die Angestellten der Klinik hatten mich längst gewarnt: Wenn ich mich verletzte, könne ich nie entlassen werden.

Mein Auskommen mit Angestellten. Mit nur sehr wenigen Angestellten verstand ich mich wirklich gut. Die meisten trauten mir nicht. Viele fürchteten mich. Aggressionslose Verständigung war dann kaum möglich. Trotz hoher Medikation bekam ich alles mit. Ich wußte sehr wohl, wer sich Zeit nahm, mir gut wollte, und wer dafür sorgte, daß ich unbedingt, mit vielen chemischen Keulen geschlagen, ruhiggestellt dalag. Es »erwischte« einmal eine mir höchst unsympathische Schwester ganz besonders: Sie war zickig und ablehnend. Ich rief ihr unanständige Verse entgegen, die ich mit Mühe in einen Reim gebracht hatte. Das brachte sie in solch peinliche Verlegenheit, daß sie um Versetzung ins andere Gebäude bat.
Berta, unsere Sozialarbeiterin, mochte ich sehr, ich spürte in ihrer Gegenwart Sicherheit und Vertrauen. Sie heiterte uns ein wenig auf, wenn sie Dienst hatte und mit uns Kindern nach oben in ihr Sprechzimmer ging. Dort hockten wir auf Schaumgummikissen. Berta teilte Kekse und Tee aus. Wir schwätzten dann oder spielten.
Von fast jedem Patienten wurde anfangs ein EEG gemacht, um etwaige Hirnschädigungen oder Veränderungen erkennen zu können. Ich bekam es zum zweiten Mal innerhalb von vier Wochen gemacht. Beim ersten konnten die Kurven wegen meiner zappelnden Unruhe nur schlecht ausgewertet werden. Obwohl ich keine Angst davor hatte, es weder weh tat noch lange dauerte, fiel mir das Nichtbewegen unsagbar schwer. Manchmal durfte ich bei der Angestellten im EEG-Raum bleiben und zuschauen, wenn sie diese Untersuchung bei ambulanten oder stationären Patienten machte. Es war interessant, zu beobachten, wie das Gerät unterschiedlich gezackte Striche ausdruckte. Manchmal durfte ich sogar die notwendigen Markierungen eintragen.

Ich will raus! Mich störten die Müdigkeit und die Nebenwirkungen der Medikamente. Ich wollte das alles einfach nicht mehr und

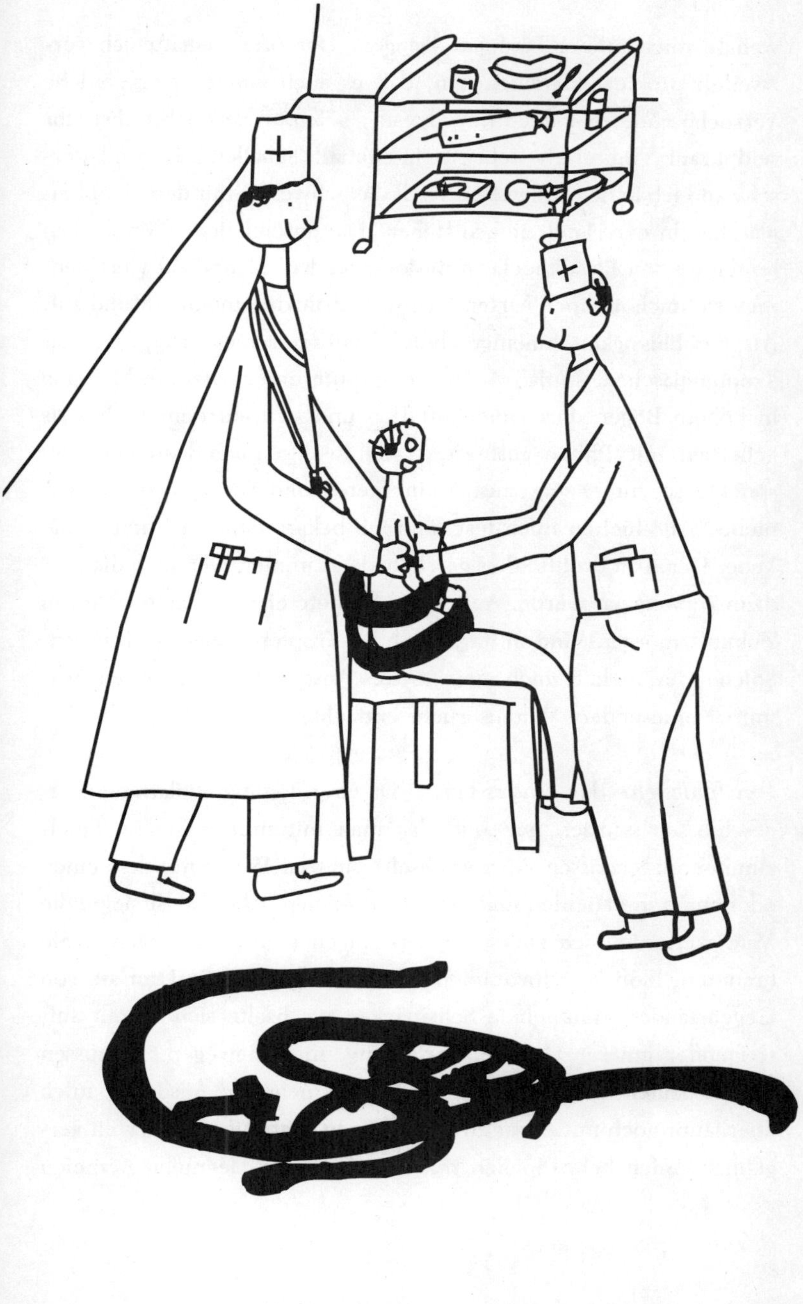

wehrte mich immer häufiger dagegen. Des öfteren hatte ich verzweifelt probiert klarzumachen, daß es auch »ohne« geht. Solche Versuche endeten jedoch mit Gewalt: »Nehmt sie doch selbst. Ihr seid krank, Ihr alle!« schrie ich einmal. Schallend lachend verschwand ich in der Toilette und ließ die Schwester mit dem Tropfengläschen in der Hand einfach stehen. Das anschließende Verstecken hinter weißen Plastikhockern in der Ecke half nichts. Zu viert nahmen sie mich in einen harten Griff und drückten meinen Mund auf. Als die Flüssigkeit hineingeschüttet wurde, schlug ich gegen das Tropfengläschen, so daß es überschwappte und spritzte, schließlich in hohem Bogen durch die Luft flog und sich auf dem Boden als Scherben mit Pfütze ausbreitete. Ich wollte mich losreißen und spuckte so gut es ging aus. Mein Treten und Schlagen nutzte gar nichts. Alle hielten mich fest, und ich bekam eine Injektion in die Vene. Der Arzt drohte, dies geschehe jetzt immer, wenn ich die Medizin verweigern würde. Außerdem ordnete er dem Personal an, in Zukunft morgens und mittags noch 30 Tropfen höher zu dosieren. Solche Gewalt ließ mich mein totales Ausgeliefertsein spüren, was immer brausendere Wutausbrüche entfachte.

Was fühle ich? Wie geht es mir? Da über Tag die Schlafräume zugeschlossen wurden, saß oder lag man mitunter müde im Spielzimmer auf Sitzkissen. Man wechselte ein paar Worte mit dem einen oder anderen Patienten und begann zu spielen. Aber meist siegte die Müdigkeit, die sich zuerst an den Augen bemerkbar machte. Sie brannten, bloß verschwommen erkannte ich dann die Umrisse von Gegenständen. Taumelnde Schläfrigkeit wechselte sich ab mit aufsteigender innerer Unruhe, der Drang, mich bewegen zu müssen und zu laufen, siegte. Ich verlor immer mehr die Ausdauer, mich überhaupt noch mit etwas zu beschäftigen. Betreuer probierten vergeblich, mich beim Spielen mit einzubeziehen. Je mehr Arzneien mir gegeben wurden, desto schwerer fiel mir die Selbstkontrolle. Mein Interesse an meiner Umwelt stumpfte ab. Ich versank im Zustand von Dumpfheit. Selten fielen meine Gefühlsregungen noch situationsgerecht aus. Aufkommende Wahnideen, verbunden mit Angstzuständen, quälten mich immer panikartiger. Und es machte mir einige Mühe, Wirklichkeit von Phantasie zu unterscheiden. Ich wollte wegrennen, mich verstecken und fliehen vor mir selber.

Meine Kreislaufschwäche. Was ich denn so lange gemacht hätte, fragte die Schwester, als ich einmal morgens von der Toilette kam. Ihre Worte vernahm ich wie durch einen Schleier, als spreche sie aus weiter Ferne. Ich taumelte ins Zimmer und kroch auf allen vieren zum Bett. Mehrmals hatte mich Ohnmacht gepackt. Ich schlug im Fallen mit dem Kopf gegen die Toilettenwände. Mein Rufen hatte keiner gehört. Es war noch früh, und alle Patienten schliefen. Das Personal plauderte bei Kaffee und Zigaretten im Stationszimmer. Niedriger Blutdruck zeigt sich vor allem morgens: Ich hatte den Schwindel sehr wohl bemerkt und die Schwestern um Hilfe gebeten, aber sie nahmen mich wohl nicht ernst oder waren zu bequem. »Wir haben noch Pause«, lautete ihre Abfertigung.

Zur Chefvisite wurden wir Patienten einzeln in den Saal geführt. Dort saßen alle Ärzte samt Personal im Halbkreis versammelt und berieten über jeden Fall. Die üblichen Fragen, diesmal besonders auf mein Verhalten bezogen. Daß ich immer artig die Medizin einnehmen müsse und mich nicht dagegen wehren dürfe. Ich wolle doch gesund werden, meinte der Chefarzt, und daß ich nicht das Personal schlagen dürfe, denn sie wollten mir doch helfen und täten mir nichts. Über die Kratzer an den Armen wurde gesprochen, auch daß sie mir neulich deshalb die Hände zusammengebunden hätten.

Die vielen weißen Kittel und die angespannte Atmosphäre, alle Blicke auf mich gerichtet, riefen bei mir eine plötzliche Erregung hervor. Mein Herz pochte rasend schnell. Die Hände schwitzten und begannen leicht zu zittern. Lateinische Worte fielen, gemischt mit fremden Ausdrücken: Hirnschädigung, Persönlichkeitsdeformierung, Autoaggressionen ... »Was ist das? Was meinen die?« Inmitten solcher Überlegungen forderten sie mich auf, den Raum zu verlassen.

»Die suchen wohl nach weiteren Diagnosen«, dachte ich und mußte lachen. Ich erweckte Interesse und Wichtigkeit. Wie die Doktoren rätselten! Ich merkte sehr wohl, wenn sie mich ernsten Blickes beäugten und beobachteten. Mitunter brachte es Spaß, Ärzte und Psychologen mit unpassenden Sätzen oder plötzlichen Ausrufen zu frustrieren. Man erreichte damit eine spontane Zuwendung. Und es geschah, daß mich das erst recht animierte, Grimassen zu ziehen oder durch Schreien und Toben aufzufallen.

Kein Vertrauen. Wenn genug Aufsichtspersonen anwesend waren, und es ihr Zeitplan erlaubte, gingen zwei von ihnen mit Kindern nach oben in den Werkraum. Dort wurde gebastelt, gebatikt oder, was großes Interesse weckte, auf kleinen Kupferblättchen emailliert. Diese zeigten verschiedene Formen: Herzchen, Schmetterlinge beispielsweise. Die Patienten bestreuten sie mit Pulver in bunten Farben und Mustern. Vom Personal wurde es dann im Ofen geschmolzen. Besonders den Mädchen bereitete das großen Spaß. Später führten sie die Schmuckstücke stolz vor. Ich durfte lange Zeit nicht zum Werken. Die Angestellten trauten mir nicht. Sie dachten, daß ich mich absichtlich mit spitzen Gegenständen verletzen oder mir einfach heimlich welche einstecken würde, um es dann später zu tun.

Ich hatte anfangs nie mit derartigen Gedanken gespielt. Sägen, lange Nägel und Schraubenzieher wären zu unhandlich dafür gewesen. Außerdem strebte ich nicht willentlich zum Selbstverletzen, sondern tat dies nur in ganz quälenden Angstmomenten. Mit der Zeit brachten mich Betreuer durch ihr hervorstechendes Mißtrauen, denn sie behandelten mich mitunter isoliert wie ein gefährliches Ungeheuer, erst auf die Idee, wirklich etwas wegzunehmen, zumindest so zu tun, als wollte ich das. Als ich dann schließlich doch mit zum Werken durfte, wurde mir eine eigene Bewachperson zugeteilt. Komplizierte Arbeiten durfte ich nicht ausführen, obwohl meine Versiertheit im Handwerklichen schon früher in der Schule aufgefallen war. Selbst einfache Tätigkeiten, wie Nägel ins Holz schlagen oder mit dem Handbohrer Löcher fertigen, trauten sie mir nicht zu.

Manchmal animierte mich ihre Behandlung erst recht zu Provokationen, um Zeit und Zuwendung zu bekommen, daß sie sich mit mir beschäftigten. Ich rannte einmal ins Stationszimmer und schnappte Scheren und Brieföffner vom Schreibtisch, denn es waren verbotene Gegenstände, die keiner der Patienten in Händen haben durfte. Dann wollten sie mir alles wieder entreißen. »Gib die Schere her!« schrie die Schwester und fuchtelte wild mit ihren Armen danach. Ich wollte weglaufen. Sie versperrte mir den Weg. Wütend stand ich da, mit der Schere auf sie gerichtet. Aggression, Angst und Wut stiegen auf. Ich zitterte, krampfte, fing plötzlich an zu weinen – und umarmte sie. Was los sei, was denn eben mit mir gewesen wäre? Ich brachte kein Wort heraus, sondern zitterte nur.

Kleine Freiheit. Endlich durfte auch ich einmal mit den anderen Kindern und dem Wachpersonal hinaus in den Garten zum Ballspielen. Daß ich auch schön gehorche und keinen Ärger mache, wurde zuvor gewarnt. An der Hand von Berta spazierte ich mit. Es war ein herrlicher Tag. Die Sonne schien, und mein Freund der Wind trieb sich fröhlich in den Baumkronen herum. Vier Kinder stellten sich im Kreis auf und warfen sich mit Berta Bälle zu. Andere spielten Fangen oder schaukelten auf der blau-gelb lackierten Holzwippe. Den Garten, der aus der langen Wiesenfläche, ein paar älteren Bäu-

men und Büschen bestand, umsäumte ein hoher Zaun. Den hinteren Abschnitt trennte ein schmales Tor von draußen. Dort blieb ich stehen, preßte die Nasenspitze gegen Gitterstäbe und schaute zur Straße. Autos fuhren lärmend vorbei. Menschen eilten in der Feierabendhast das Trottoir entlang.
Diese seltenen Stunden im Garten genoß ich sehr. Endlich durfte ich mich in frischer Luft bewegen und austoben. Manchmal nahmen mich Zivildienstleistende auf kurze Botengänge mit zum Nachbarhaus, um Formulare, Medikamente etc. abzuholen. Ich begleitete sie gerne, um die so wertvoll gewordene Freiheit zu schnuppern. Gut gelaunt zog ich Schuhe und Strickweste an. Einmal, bei einem kurzen Spaziergang, sackten mir aus Schwäche die Beine zusammen. Nur mit der Hilfe von zwei Pflegern schaffte ich die paar hundert Meter auf die Abteilung zurück.

Besuch läßt die Seele leben. Einmal, anfangs zweimal in der Woche besuchten mich Mutter, Vater oder meine beiden Schwestern, Dunja und Daniela. Sie brachten mir frische Wäsche und auch die gewünschten Lieblingsnaschereien. Wir unterhielten uns dann. Oft legte ich mich dabei hin, weil schon das Sitzen und überhaupt jede aufrechte Haltung sehr anstrengte: Der Kopf hing dann weit nach vorne und nach unten geneigt.

Wann werde ich endlich entlassen? Meine drängenden Fragen bezüglich der Entlassung wurden immer mit »sicher bald« oder »wenn's dir besser geht« beantwortet. Nie konnte ich ein festes Datum erfahren. Und gerade das hätte ich mir so gewünscht, um zu wissen: ab dann bin ich draußen in Freiheit, kann wieder spielen und wie früher in den Feldern herumtoben. Sollte ich das versprochene »sicher bald« wirklich glauben? Entsprach es der Wahrheit? Wie lange dauerte es noch?

Mit Gewalt in die totale Isolation. Da ich auch weiterhin keineswegs gefügig tat, was von mir gefordert wurde, sondern mich gegen das Gefangensein mit Händen und Füßen wehrte und regelrecht für meine Freiheit kämpfte, wurde noch strenger mit mir umgegangen. Sie sperrten mich in ein kleines Einzelzimmer. Es war eigentlich das Säuglingszimmer, wurde aber kurzerhand für mich umgeräumt. Weder mein Flehen noch mein Randalieren nutzten. Ich war Tage und Nächte eingesperrt. Mein heftiges Schlagen gegen das Türfenster verursachte lauten Krach. Durch das Fesseln mit Gurten erreichten sie meine erneute Ruhigstellung, so daß ich mich nicht mal mehr bewegen konnte. Ich war total gefangen. Nach weiteren zehn Minuten Widerstand durch schrilles Schreien, begann die vorher verabreichte Betäubung, in Form von Psychopharmakaspritzen, zu wirken. Schwindelgefühle durchdrangen meinen Körper, bis ich in tiefen Schlaf fiel.

Am Abend erwachte ich. Durch das Fenster drang die Finsternis, welche die Bäume und Sträucher draußen in dunkle Schatten verwandelt hatte. Von der nahegelegenen Hauptstraße ertönte der Lärm schnellrasender Autos. Dazwischen tuteten Sirenen von Rettungswagen. Ein kleiner weißer Stern leuchtete ganz allein am schwarzen Himmel. Ich beobachtete, wie daran vorüberziehende Wolken ihn mit dicken Schwaden bedeckten und tief einhüllten. »Warum muß ich hier sein? Mami, Papi, bitte kommt und helft. Holt mich hier heraus. Ich bin auch wieder ganz lieb und nie mehr aggressiv«, murmelte ich verzweifelt, während mir Tränen in die Augen stiegen.

Manchmal träumte ich von alten Zeiten, von Erlebnissen in Freiheit. Es schien darin alles so herrlich. Ich fühlte mich vergnügt und froh. Das Aufwachen aber war schrecklich, denn ich mußte mich mit der bedrückenden Realität abgeben.

Eines Abends, nach dem Abendessen, das es immer schon sehr früh

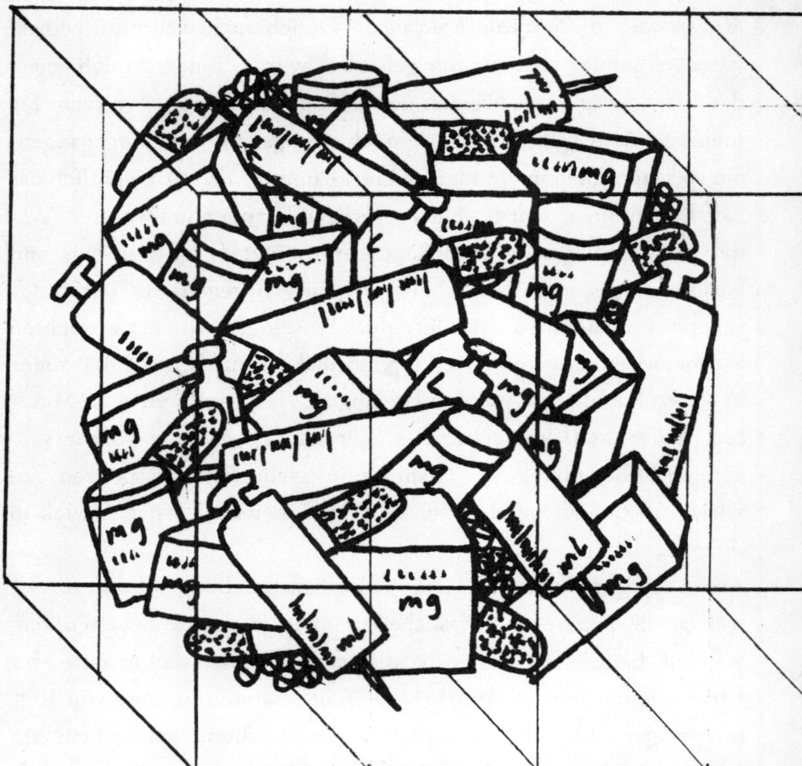

gab, wurde überraschenderweise meine Schwester Daniela zu mir ins Zimmer geführt. Ich lag gerade auf dem Bett und freute mich sehr – wie über jeden Vertrauten, der nach mir schaute. Besuche schenkten Abwechslung: Ich klammerte mich daran, denn sie verbanden mich ein kleines bißchen mit der Außenwelt und ließen mich wenigstens indirekt daran teilhaben und davon erfahren. Sie halfen, nicht total in die übliche Irrsinnstrance auf geschlossenen Abteilungen zu verfallen. Ich wollte also sprechen und auf Danielas Äußerungen eingehen. Eine Gefühllosigkeit von Gaumen und Zun-

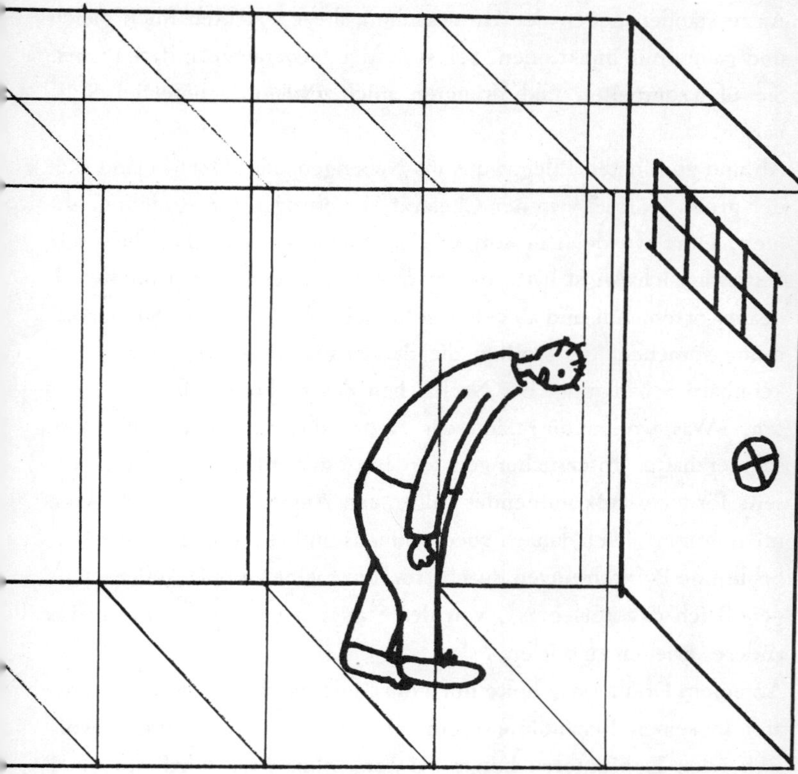

genmuskulatur hinderte mich aber daran. Meine Worte klangen lallend, so daß Daniela sie kaum verstehen konnte. Sie holte den Pfleger und verlangte mit Nachdruck um Hilfe, die schließlich krampflösende Gegenmedikamente brachten.

Ich habe Angst, aber Widersetzen ist sinnlos. Der Stationsarzt bat mich durch eine Schwester, in seinen Behandlungsraum zu kommen. Er wolle mit mir reden. Die angekündigte Unterhaltung fand nicht statt. Ich erschrak schon beim Betreten des Zimmers: Zwei weitere

Ärzte standen neben der Untersuchungsliege, packten mich gleich und gaben mir Injektionen. Selbst heftige Gegenwehr nutzte nichts. Sie überrumpelten und drängten mich zum ausgelieferten Stillhalten.

Ab und zu führten Pfleger uns ins Nebengebäude. Dort befand sich der große Hörsaal, wo der Chefarzt Vorlesungen für Studenten abhielt. Dort wurde man vorgestellt. Wie lange ich schon hier sei? Seit wann ich Angst hätte und wie oft? All diese Fragen mußte ich beantworten. Auf und ab gehen sollte ich, als sie von der Kinderlähmung sprachen. Sie wollten die daraus resultierende, auffällig erkennbare Schädigung, das Nachziehen des rechten Beines betrachten. »Was wollen die? Sind das Ärzte, die mir etwas tun, böse schmerzhafte Untersuchungen fordern oder mich fangen?« Einerseits förderte aufkommendes Mißtrauen Angst, denn sie schickten mich immer gleich danach wieder hinaus und redeten alleine weiter. Schlimme Befürchtungen durchströmten meinen Kopf. Andererseits genoß ich das »Erlebnis«, von der Station zu kommen und etwas anderes erleben zu dürfen.

An einem Donnerstag holte mich der neue, noch strengere Stationsarzt in seinen Behandlungsraum und berichtete von einer bevorstehenden Kopfuntersuchung: »Unter Vollnarkose wird mit einer Kanüle Gehirnflüssigkeit aus dem Rückenmark entnommen, anschließend Luft in den Kopf gespritzt und danach wird geröntgt.« Ich fragte gleich, ob das schlimm sei, ob es weh täte, und lehnte die Prozedur schließlich ab, weil ich furchtbare Angst davor hatte. Daß man anfangs Kopfschmerzen habe und ganz ruhig liegen müsse, fügte er hinzu. Ich erinnerte mich, daß ein Patient meiner Abteilung neulich diesen Eingriff gemacht bekommen hatte und es ihm danach sehr schlecht ergangen war. Mein »Nein« und mein anschließendes Grübeln unterbrach der Arzt damit, daß das alles sein müsse, um den Kopf genau zu untersuchen. »Ich bin gesund«, meinte ich und verließ eilig das Arztzimmer, suchte die Toilette auf und kauerte mich in eine Ecke. »Was soll ich machen? Ich möchte das nicht, habe Angst. Wenn ich abhaue, fangen sie mich ein und zwingen mich mit Gewalt dazu.« Mir blieb nichts anderes übrig, als zu erkennen, daß es keinen Ausweg gab.

Mutter, die vom Arzt schon unterrichtet worden war, sprach mir beim Besuch Trost zu. Sie versuchte, mich mit der mitgebrachten Schokolade zu beruhigen. Mutter berichtete, wie bei allen ihren Besuchen, über aktuelle Ereignisse aus der Umgebung und erzählte von der Familie. Außerdem überraschte sie mich mit der Neuigkeit, daß bald Klassenkameraden zu mir kommen wollten. Ich erzählte ihr, daß auch hier jeden Tag ein paar Stunden Schule sei: Drei Lehrer unterrichteten uns täglich, jeweils fünf oder sechs Kinder in einer Gruppe. Ich nahm zwar teil, aber das starke Gedämpftsein behinderte vor allem anfangs das Lernen stark. Ich versprach Mutter, mich ganz fest in der Schule anzustrengen und gute Noten zu schreiben, wenn ich wieder draußen wäre.

Langes Warten und die Plage danach. Die Nacht schien endlos. Trotz Extra-Arznei, die mir die Nachtschwester gab, bibberte ich in wachen Stunden dem Untersuchungstag entgegen. Morgens mußte ich nüchtern das Bett hüten. Aufgeregt blickte ich zur Uhr und wartete, endlich abgeholt zu werden. Um elf Uhr erschien eine Schwester und meinte, daß der Eingriff heute nicht stattfände. Die Kollegen vom Hauptgebäude hätten, weil das Röntgengerät defekt sei, telefonisch abgesagt. Das Ganze würde auf den nächsten Tag verschoben. Ich war richtig enttäuscht, Lasten geballter Angst und Aufregung noch bis zum folgenden Tag mit mir herumschleppen zu müssen.

Am nächsten Morgen um zehn Uhr bekam ich vom Arzt Injektionen zur Beruhigung. Pfleger fuhren mich im Bett über lange Klinikgänge, bis wir die Röntgenabteilung erreichten. Da wartete ich nun neben der langen nackten Wand, alleine.

Der Raum, in dem der Eingriff stattfand, ähnelte einem kleinen Operationssaal. Auf dem halb gekippten Stuhl erhielt ich eine Narkosespritze, die mich in tiefen Schlaf versetzte. Die Manschette vom Blutdruckgerät umschloß den rechten Oberarm. Eine Sitzwache kontrollierte alle paar Minuten Kreislauf und Puls. Nur mühevoll gelang es mir nach dem ersten Erwachen, wenn auch heiser, Worte herauszubringen: »Ist es vorbei ... wirklich?« wollte ich unbedingt wissen, konnte es kaum glauben, denn so lange zuvor hatte mich arge Furcht gequält. Den rechten Handrücken beklemmte leichter Druck. Ich nahm darin eine Kanüle wahr. Dann schlief ich weiter.

Mutter brachte herrliche Blumen, die Platz auf dem Nachtschränkchen fanden. Wir redeten kaum, da ich sehr schläfrig war. Jedoch bemerkte ich kurz darauf, daß sie sich verabschieden wollte. Der Arzt hatte ihr nur einen fünfminütigen Aufenthalt gestattet. Trotz der Freude über den überstandenen Eingriff durchtrieb mich plötzlich ein Hauch von drückender Angst, allein zu sein. Mutter streichelte meine Wange und blieb noch, bis die Schwester sie zum Gehen aufforderte.

Der nächste Schreck. Ostern stand bevor. Das erste Mal seit meiner Einweisung ins Krankenhaus sollte ich Wochenendurlaub erhalten. Meine Kopfschmerzen hatten sich inzwischen gebessert. Ich freute mich riesig auf diese zweieinhalb Tage und konnte sie kaum erwarten. Das Wiedersehen mit Vater, Geschwistern, meinem Zimmer und dem ganzen Zuhause machten mich froh. Nur Mutter war nicht da. Sie mußte wegen einer Blinddarmentzündung ins Krankenhaus. Voll Freude blickten wir den Osterfeiertagen entgegen. Ich fragte Daniela gleich, ob wir eine Spazierfahrt mit ihrem blauen Citroën machen würden, denn er gefiel mir so gut.

Samstag früh beim Ankleiden bemerkte ich mehrere rote Flecken am Körper. »Hoffentlich ist es keine Krankheit«, dachte ich und erschrak, denn ich entsann mich der Masern und Röteln, die wir als Kinder hatten. Schnell versteckte ich sie unterm Rollkragenpullover und unter dicken Schichten Tönungscreme. Bis zum Abend breiteten sich die Pusteln aber so weit aus, daß Daniela welche am Hals entdeckte und Vater rief. Beide meinten, daß ich zur Klinik müsse, falls es morgen nicht besser sei.
Der diensthabende Arzt diagnostizierte tatsächlich Scharlach, verordnete strengen Zimmeraufenthalt und warnte, daß keiner zu mir dürfe, weil die Krankheit ansteckend sei. Erstmal müsse ich acht Tage im Zimmer isoliert bleiben. Und es wäre auch abzuwarten, ob dann das Fieber weg sei. Täglich entnahmen Laborantinnen Blut aus der Fingerkuppe. Ich fühlte mich schlapp und lag fast nur im Bett. Nach drei Tagen brachte Berta ein Radiogerät, das im Keller gestanden hatte. Musik lenkte mich ab, vertrieb die öde Langeweile und verhalf zu besserer Stimmung. Außerdem freute ich mich über die Nachricht, daß das Ergebnis der Kopfuntersuchung gut ausgefallen war und keine Schädigung vorlag.

Ein Lichtblick. Ich fiel unserem Arzt um den Hals, als er mir endlich nach Monaten verkündete, daß ich an einem Freitag für drei Wochen nach Hause dürfte. Ich zählte Tage, Stunden und zuletzt sogar die Minuten, bis es soweit war. Daß ich auch ja immer brav alle Medikamente einnehmen solle, forderte er nachdrücklich beim Verabschieden, während ich Mutter aus der Stationstüre zog. Ich atmete tief durch, genoß die Fahrten mit dem Zug und der Straßenbahn, ohne denken zu müssen, in zwei oder drei Tagen ist alle Freiheit vorbei. »Es ist so schön daheim«, sagte ich abends zu Vater. Er lächelte und nahm mich in den Arm. Ich spürte seine gedankliche Abwesenheit, wie fast immer, wenn man ihn ansprach. Ich liebte die wohltuende Wärme von Sonnenstrahlen, welche meine blasse Haut beim Ruhen im Liegestuhl berührten. Nachbarn begrüßten mich herzlich im Garten. Das Wiedersehen freute uns.

Ohne jedes Zeitgefühl. Mutter half ich im Haushalt. Zudem erledigten wir gemeinsame Einkäufe. Sie überraschte mich mit dem Versprechen, daß ich, wenn es mir gut ginge und ich schön artig sei, nur noch für zwei Wochen zur Klinik bräuchte und danach für immer zu Hause bleiben dürfte. Ich konnte es vor Freude kaum glauben, umarmte und dankte Mutter für die überraschende, so vielversprechende Nachricht. Schön lieb zu sein, auch zu den Leuten im Krankenhaus, und daß ich weiter regelmäßig die Medizin nehmen müsse, mahnte Vater mich sofort beim Abendbrot als »Kompromiß«. »Sind vierzehn Tage lange?« fragte ich weiter. Mir fehlte jedes Zeitgefühl. Die vielen Monate in der geschlossenen Abteilung, Tag für Tag in gedämpfter Trance, hatten mich ganz orientierungslos gemacht. Obendrein fiel es mir schwer, nach Konfrontationen mit vielen leeren Versprechungen überhaupt noch etwas zu glauben. Es gab ja bisher nie einen festen Termin für die Entlassung, auf den ich hätte hinarbeiten können: Ärzte nannten öfters Zeiten, hielten sie dann nicht ein, verschoben weiter, was mich immer sehr deprimierte.

Wie lange sind zwei Wochen? Ich begrüßte die neue Zimmerkollegin. Wir plauderten hauptsächlich abends im Bett, wenn die Nachtschwester längst dafür gesorgt hatte, daß alle Lichter ausgeknipst waren. Sie erzählte von ihrem Rauhhaardackel Stupsi, den sie immer durch Wiesen und Wälder führe. Ich wiederum berichtete ihr stolz, daß ich in zwei Wochen nach Hause entlassen würde.
Wir durften manchmal mit der Gruppe zum nahegelegenen Flußufer gehen. Natürlich begleitete uns dann das Personal. Am Fluß

befand sich eine riesengroße Wiese, auf der Ballspielen großen Spaß machte. Bei gutem Wetter hockten wir uns einfach ins Gras und schauten vorbeifahrenden Schiffen zu: Brandungswellen prallten sprudelnd gegen die Schiffswände. In weiten, kreisenden Bögen verteilten sie sich übers trübe Wasser, bis sie in einem sanften Plätschern am Ufer ausliefen. Obwohl uns von diesem ein Streifen mit sandigem Boden trennte, stieg ein leicht morastiger Geruch in unsere Nasen. Am Rande einer seichten Bucht lagen Segelboote, die mit dicken Seilen an Pflöcken befestigt waren. Wenn Wind aufkam, wankten sie hin und her.

Die Entlassung: ganz aufgeregt vor Glück. An einem warmen Junitag war es dann soweit. Die Eltern holten mich ab. Nach dem kurzen Abschlußgespräch mit dem Abteilungsarzt, worin er uns über die medizinischen Anordnungen informierte und außerdem die Entlassungsunterlagen aushändigte, durften wir gehen. Unsagbare Freude ließ mich aus der eintönigen Gefühlslosigkeit erwachen. Ich hatte endlich wieder einen Grund, zu lachen und fröhlich zu sein. Ich war richtig aufgeregt vor Glück. Endlich und für immer aus der Psychiatrie zu sein und wieder frei, alleine draußen überall hingehen zu dürfen. Es war einfach toll – und doch ungewohnt, ja richtig fremd. Es war schwer, zu erkennen, daß mich kein wunderschöner Traum aufheiterte, sondern wirklich die Wirklichkeit. Ich mußte nicht fragen, ob mir jemand Türen, Fenster oder Wasserhähne öffnet. Ich hatte alle meine Sachen und Kleider beieinander und mußte nicht erst um Erlaubnis bitten, mich umzuziehen. Alleine einkaufen durfte ich und auch mein Taschengeld selbst verwalten. Vor allem aber brauchte ich keine Furcht vor Ärzten, Spritzen und schmerzhaften Untersuchungen mehr zu haben. Es kam mir vor, als wäre ich ein paar Jahre fort gewesen, und doch war alles um mich herum gleichgeblieben.

Das Versprechen, einmal die Woche am Nachsorgegespräch bei der Ambulanzpsychologin teilzunehmen, hatte ich gegeben. Ich sträubte mich nicht, sondern ging bejahend hin. Es sollte unterstützend sein. Mit der Zeit verspürte ich sogar wieder einen bewegenden Drang dorthin. Diese eine Stunde Zeit und die Zuwendung der Psychologin vermittelten mir eine (schein-)idyllische Geborgenheit. Hier gab es keinen Leistungsdruck und keine Pflichten, keinen Ärger mit den Eltern und Geschwistern. Hier konnte ich mich treiben lassen.

Schulerlebnisse. Ich wiederholte das Schuljahr. Aufgrund des langen Fehlens hatte ich eine Menge Lernstoff versäumt, ich war jetzt sechzehn Jahre alt.

Mit einer Kameradin, wir trafen uns in den Unterrichtspausen und nach Schulschluß auf dem Heimweg, unterhielt ich mich öfters. Wir freundeten uns an. Sie las mit Vorliebe Jugendzeitschriften mit Berichten über die neueste Mode, Musik, mit Tips, Liebesgeschichten etc. Vor Monaten hatte sie fünf Exemplare gesammelt, weil ihr deren Inhalt besonders gefiel. Sie schwärmte davon und versprach, mir diese unter der Voraussetzung zu leihen, daß ich sie pfleglich behandelte. Zu Hause versteckte ich die Hefte sofort im Kleiderschrank unter den Pullovern. Ich wußte ja, daß Vater fast alle Zeitschriften verbot: »Wenn er diese fünf sieht, dann gibt es Ärger.«

Abends als die Eltern im Wohnzimmer saßen, schlich ich aus dem Bett und holte die fünf, um sie zu lesen. Vertieft im Schmökern schreckte ich auf: Vater trat plötzlich leise ins Zimmer, stürzte sich wie besessen auf meine »Literatur«, zerfetzte sie wutentbrannt in viele Stücke. »Nein, nein, die möchte ich angucken, außerdem sind sie geliehen!« Es gab keine Rettung. Stur eilte Vater anschließend mit allen Schnipseln nach unten, um sie in den Mülleimer zu werfen. Wütend schrie ich ihm nach – umsonst! Vater wollte immer, daß ich wirkliche Literatur und gelehrige Fachbücher lese, mich weiterbilde. Solche Zeitungen seien »Mist«, wie er sich deutlich ausdrückte. Enttäuscht, frustriert, weinend hockte ich auf der Bettkante. Nicht nur der Schreck durch den gewaltsamen Zwischenfall hatte mich total aufgeregt, sondern auch die Furcht vor der Reaktion der Kameradin. Sie war sauer, ja beleidigt. Da machte das Entschädigungsgeld, das Vater mir für sie mitgegeben hatte, auch nichts mehr aus. Unser Kontakt war für immer zerbrochen.

Die Schulpausen verbrachte ich dann in Raucherecken, nahm Selbstgedrehte gerne an. Es war schön, zur Gemeinschaft zu gehören. Wir qualmten sogar auf offener Straße. Ich machte mit, wovon andere schwärmten. Ungezwungene Lässigkeit gab mir neues Selbstvertrauen. Ehrlich gesagt, ich fand nicht mal Geschmack oder Gefallen am Nikotinstengel, nein, ich fühlte mich damit einfach nur mächtig erhaben, stark wie Erwachsene, denen ich sonst gehorchen mußte.

Nach Unterrichtsschluß nahmen mein Klassenkamerad Herbert und ich hin und wieder den längeren Weg nach Hause, den, der am Supermarkt vorbeiführte. Einige Dosen Limonade und etwas zum Naschen, meist Salzgebäck, besorgten wir uns von ein paar Mark gespartem Taschengeld. Wie gut es schmeckte, auf Garagenmauern sitzend oder, seltener, auf Stadtparkbänken. Zuerst wurden die Dosen kräftig geschüttelt, damit dann beim Öffnen riesige Fontänen herausspritzten. Natürlich vollzogen wir diesen Akt nur in der Nähe von Leuten, so daß wir uns an deren entsetzten Mienen freuen konnten.

Jugendstreiche. Öfters schlug ich über die Stränge. Ich schloß mich Jugendlichen im Ort an, um an ihren nächtlichen Abenteuern teilzunehmen. Einmal fuhren wir gegen 23 Uhr zur Kiesgrube, um dort zu zelten. Den Eltern hatte ich vorsorglich etwas vorgeschwindelt, damit sie sich keine Sorgen machten. Da ich wußte, daß sie von solchen Dingen nichts hielten, tat ich sie heimlich.

Im nahegelegenen Waldstück hielten wir also an und entzündeten ein Lagerfeuer. Richtig romantisch flackerten helle Flammen gegen das Dunkel. Am Himmel glitzerten silberne Sterne. Der Halbmond schaute uns zu. Dort saßen wir, quatschten und alberten genüßlich bei Bier und Zigaretten. Wir genossen dabei die Wärme des Feuers. Aus unserer Idylle weckten uns zwei Lichter, die sich geheimnisvoll näherten. Ihr Umfang wurde langsam immer größer. Plötzlich erkannten wir sie. Keine Zeit blieb mehr zum Überlegen. Starr vor Schreck hockten wir da. Zwei Polizisten sprangen aus ihrem Wagen auf uns zu. Der eine hatte sich mit einer weit strahlenden Taschenlampe ausgestattet, leuchtete uns an, der andere hielt seine Pistole auf uns gerichtet. Mir schien, die beiden ängstigten sich augenblicklich genauso wie wir. Die Polizisten schimpften, ob wir denn nicht wüßten, daß das Feuermachen wegen Waldbrandgefahr verboten sei? Was wir denn hier nachts machten? Daß wir uns abseits von Bäumen und Gestrüppen auf einer freien, breiten Sandfläche aufhielten, akzeptierten sie als Ausrede nicht. Vielmehr nahmen sie unsere Personalien auf, entfernten sich danach aber wieder. Wir blieben im Auto sitzen, bis es langsam hell wurde. Breite Streifen Morgenröte stiegen am Horizont empor, die Vorboten der aufgehenden Sonne. Nach durchwachter Nacht erfüllten uns ihre Strahlen mit neuer Energie.

Vater sorgte sich besonders, wenn ich abends spät kam oder ganz wegblieb, obwohl ich doch vorher immer brav Bescheid sagte. Einmal erschien ich nach einer Fete erst gegen zwei Uhr. Vater erwartete mich schon, er schlich die Treppe zu mir hinunter und schimpfte ganz fürchterlich. Er ohrfeigte mich fest. Ich fiel gegen die Glastür. Sie zersplitterte in viele Scherben. Nachbarn schreckten vom Lärm auf, sorgten sich wegen vermeintlicher Einbrecher. Mein Geschrei und Schimpfen klärte sie jedoch schnell über den nächtlichen Krach auf.

Sozialer Ferienjob. In den Ferien jobte ich für drei Wochen im Altenheim. Diese Pflegestation bewohnten ausschließlich Frauen, die meisten lagen in ihren Betten. Wenige saßen an Tischen. Obwohl ihre Zwei- und Dreibettzimmer schön, den Umständen entsprechend gemütlich eingerichtet waren, und obwohl sich das Personal alle Mühe beim Pflegen, Zuwenden und Zeitnehmen gab, empfand ich Mitleid. Auch wenn sich manche Frauen etwas eigensinnig auf ihre Prinzipien versteiften. Man mußte unbedingt total korrekt und genau die Dinge tun, ganz so wie sie es forderten. Das nervte schon. Im großen ganzen jedoch waren alle sehr lieb. Ich stellte mir vor, wie diese Menschen ihr ganzes Leben gearbeitet, teilweise Kinder in die Welt gesetzt und für sie geschuftet hatten, und jetzt im Alter, wo sie selber Zuwendung verdient hätten und auf die Hilfe anderer angewiesen waren, größtenteils alleine waren. Manche Angehörige kamen nicht einmal auf Besuch oder wenn, dann nur kurz, um ihre Pflicht erfüllt und das Gewissen beruhigt zu haben. Ich arbeitete dort zur höchsten Sommerzeit, als richtige Hitzewellen plagten. Alte Leute starben, weil ihr Kreislauf und ihr Herz nicht mehr mitmachten.
Eines Morgens, als ich mit der Stationsschwester beim Zimmerversorgen war, wir gerade rechts und links am Bett einer Frau standen und das Laken glätten wollten, sahen wir, daß sie leblos dalag. Wie lange mochte sie tot sein? Vielleicht war sie schon in der Nacht gestorben? Keiner wußte es genau. Der Totenschein wurde auf die Zeit, da wir sie fanden, ausgeschrieben. Es bewegte mich, mir vorzustellen, daß diese alte Dame so ganz alleine hatte sterben müssen. Vielleicht wollte sie noch etwas vorher sagen oder hätte Trost und Kraft einer anwesenden Person gebraucht? Angehörige hatte sie keine mehr. Man brachte die Frau auf einer Krankentrage nach unten in den Keller zur Leichenhalle. Bald würde ihr Bett neu belegt sein, für wie lange dann?

Was hat Mutter? Konflikte daheim stellten sich allmählich wieder deutlich heraus und veranlaßten mich zu aufbegehrendem Widerstand. Mutter wirkte häufig sehr deprimiert. Sie weinte und klagte über Schwäche. Eines Nachmittags verschlechterte sich ihr Zustand so stark, daß sie wirres Zeug erzählte, sie wolle kochen, aber es sei so schwer. Sie fände keine Töpfe und schaffe es nicht. Mutter verhielt sich recht eigenartig. Vater brachte sie ins Bett, animierte sie zum Ausruhen und Schlafen. Das Liegen rief jedoch bei ihr erst recht Unruhe hervor. Als Mutter abends das Schlafzimmerfenster öffnete, fürchtete ich arg, sie würde hinausspringen. Beruhigungsmedikamente, die der Hausarzt gab, halfen wenig. Nachts schrie sie vor Angst. Am nächsten Morgen wurde sie auf Anordnung des Doktors mit dem Krankenwagen in eine psychiatrische Klinik gefahren. Vater berichtete später, daß sie Spritzen bekommen habe und jetzt schliefe. Meine Frage, ob, wenn es Mutter besser ginge, ich sie auch besuchen dürfe, verneinte er. Ich verkroch mich in mein Zimmer und grübelte. Was ist mit Mutter? Was machen sie mit ihr? Kriegt sie auch mit Gewalt Spritzen, wird sie gar gefesselt? All diese beunruhigenden Zweifel wühlten mich auf und bedrückten mich. Angst durchfuhr die Glieder, ging bis in leichtes Zittern und Frösteln über. Ich war hauptsächlich mit Vater allein. Meine Schwester Dunja wohnte längst außerhalb, und Daniela war meist unterwegs und mußte für ihr Studium lernen. Heinz, mein Bruder, mußte ins Internat, wo er die Woche über blieb.

Sensibilität. Schuldgefühle. Grübeln. Wo das alles hinführen kann. Mit Vater gab's Zank. Wenn ich nicht parierte, wie er es forderte, drohte er laut: »Ein böses Kind bist du. Du hast die Schuld, daß Mutter krank ist. Du machst alle fertig. Aber mich kriegst du nicht kaputt, meiner Lebtage nicht. Eher kommst du weg ins Heim.« Ich gehorchte nicht nach diesen Worten, im Gegenteil, sie entfachten meine Aggressionen erst recht. Manchmal rannte ich, wenn er schimpfte oder mich ohrfeigen wollte, nach oben. Voll Furcht, außer Atem, gejagt, suchte ich Zuflucht in meinem Zimmer und hielt die Türe zu. Vater drückte dagegen. Schreie fielen. Ich stemmte mich schweißgebadet und zitternd mit beiden Füßen an die Schrankwand, meist vergebens. Seine Kraftüberlegenheit siegte. Vater schlug mich dann noch mehr. Innerlich jedoch nahm ich mir Vaters Anlastungen sehr zu Herzen und hatte Gewissensbisse: »Ich bin ein böser Mensch. Ich bin an allem schuld und habe Mutter krank gemacht.« Es kam so weit, daß ich sogar fest an diese Beschuldigungen glaubte und mich selbst dafür bestrafte. Wie gerne wäre ich aus meiner Haut entflohen, die so lästig störte. Ich nahm mir fest vor, später inmitten dichter Wildnis, ganz allein, in Höhlen, wo kein Mensch ist, zu leben. Mitunter fürchtete ich mich vor mir selbst und hatte Bedenken, die Kontrolle zu verlieren. Mein Selbstvertrauen schwand. Ich steigerte und verstrickte mich tiefer in dunkle Schatten von Furcht, suchte nach Phantasiewelten. Ich brauchte wieder den Schmerz des Hautritzens, um die ganzen belastenden Angstströme durchstehen zu können. Die alte Gewohnheit schlich sich ein, indem ich der Umwelt mein inneres Schlachtfeld beschrieb: »Ich habe Angst. Wildkatze und Fledermäuse greifen an. Die Geisterkralle bedroht . . .« Ich sah diese Gestalten in Wirklichkeit nicht, sondern gebrauchte sie als Ausreden, um meine inneren Probleme, Verzweiflungen und Ängste, die so heftig quälten und Unruhe stifteten, mit denen ich nicht fertig wurde und gegen die ein Ankämpfen unmöglich war, auszudrücken. Die Wildkatze, die Fledermäuse, das alles waren Symbole für Konflikte, Spiegelbilder meines Seelenzustandes, die im Inneren tobten, mich durchwühlten und bedrohten. Vor ihnen fand ich als einzigen Ausweg die Selbstverletzung, den ablenkenden Schmerz. Vielleicht benutzte ich diese Grauensgestalten auch als Hilferuf, weil ich zu schwach war, meine aussichtslose

Situation in verständlichen Worten auszudrücken. Doch meine Umwelt verkannte das, sah darin schwere Wahnvorstellungen.

Eine Welt bricht zusammen. Mittwochabends, kurz vor 22 Uhr, betrat Vater mein Zimmer. Ich lag schon im Bett. »Du mußt morgen wieder in die Klinik«, lautete sein betäubender Satz. Ohnmächtiger Schrecken durchfuhr alle Sinne. In mir brachen Welten zusammen. Mit erstickter Stimme sagte ich, er hätte mir doch versprochen, nie mehr in die Psychiatrie zu müssen. »Da wirst du nicht drumherum kommen. Morgen früh erwartet dich der Arzt zum Gespräch. Ich habe heute mit ihm telefoniert. Er möchte dich stationär einweisen.« Nicht nur wieder in die Klinik zu sollen, auch der Ton und die Art, wie Vater das äußerte, so plötzlich, so gefühllos, das traf viel härter als ein fester Schlag ins Gesicht. Totales Ausgeliefert- und Unterlegensein strahlten einen beißenden Schmerz aus. »Ich kann nichts ändern, du wirst müssen«, meinte Vater in ruhiger, fast unbeteiligter Stimmlage, was mich zu noch größerer Abneigung aufrief. Ich wußte die Gefahren der aussichtslosen Lage einzuschätzen, daß notfalls seine Forderungen unter Zwangsmaßnahmen durchgesetzt würden. Ich schrie in bedrückend brodelndem Zorn: »Du willst mich lossein ..., hintergehst mich heimlich mit Ärzten. Du hast Schuld ..., willst bloß deine Ruhe. Ich bin in deinen Augen nur böse. Du feiger ...!«

Nächtliche Flucht. Als Vater sich ins Wohnzimmer gesetzt hatte, zog ich Kleider und Schuhe an, erwischte hastig den Anorak vom Garderobehaken, schlich zur Haustür und rannte fort. Vater hatte die Flucht vernommen und brüllte hinterher. Trotz sofortiger Verfolgung reichte mein Vorsprung aus, um nach dem Durchqueren einiger Straßen ins dunkle Feld, auf den Weg Richtung Reitstall zu gelangen. Seine Rufe von weitem veranlaßten mich, zwischen nassen Grasbüscheln hinzuknien.

Nachdem ich ein Weilchen gewartet hatte und alles ruhig war, tastete ich mich in gebückter Haltung langsamen Schrittes vorwärts und erreichte den Reitstall über den Misthaufen durchs Hintertürchen. Strohballen im Pferdeständer dienten als Zufluchtsort. Ich schwitzte und fror abwechselnd, spürte schnelles Herzklopfen und zitterte am ganzen Körper vor Aufregung. Über meine nackten Füße zog ich erstmal Socken, welche ich beim eiligen Aufbruch schnell in die Hosentaschen gestopft hatte. Dann schlüpfte ich zurück in die inzwischen pitschnassen Halbschuhe. Die letzte Reitstunde ging zu Ende. Eine Freundin führte ihr Pferd herein. Sie fragte mich, was ich zu so später Stunde hier denn mache, weil sie wußte, daß mir meine Eltern den abendlichen Aufenthalt hier verboten hatten. Ich vertraute ihr allen Kummer an, worauf sie mir Hilfe versprach. Wir liefen gemeinsam ins Büro. Mehrere Bekannte unterhielten sich dort, und ich erfuhr von ihnen, daß mein Vater dagewesen sei und mich suche. Die Uhr zeigte schon Mitternacht, als Vater mit Daniela aufkreuzte. Weinend rannte ich in die bereits stockdunkle Reithalle durchs Sägemehl, von wo die Freundin mich zurückholte. Sie sprach mir Trost und Hoffnung zu. Ich solle morgen halt mal zu dem Arzt gehen. Vielleicht müsse ich ja gar nicht ins Krankenhaus, wenn ich ihn drum bitte.

Aussichtslosigkeit. Daniela fuhr, wie abgemacht, allein mit mir dorthin. Weil ich meinem Vater mißtraute, verweigerte ich seine Anwesenheit strikt. Schon öfters hatte er mich mit falschen oder heimlich geänderten Aussagen hintergangen. Ich mußte dann gezwungenermaßen die Konsequenzen tragen. Ohne jegliche Rücksicht auf meine Äußerungen, Bitten und Gedanken dazu, geschweige denn, mich in Ruhe anzuhören, schrieb der Arzt die Einweisungspapiere aus. Mein Flehen half nichts. Ich sah den einzigen Ausweg in der Flucht. Beim Durchqueren des Vorzimmers erstarrte mein

Blick. Vater stand neben der Tür. Die neuerliche Erfahrung seines nicht eingehaltenen Versprechens verstärkte meine Ängste zwar einerseits, gab mir aber andererseits doppelte Energie und Auftrieb wegzulaufen. Ich rannte so schnell ich konnte durch mehrere Straßen, als liefe ich um mein Leben. Die Furcht, wieder ins Gefangensein zu müssen, jagte mich. Ächzend, außer Puste, versteckte ich mich im Hof eines riesigen Gebäudes hinter geparkten Autos. Ich sah Vater und Daniela vorbeilaufen. Sie suchten mich. Zu Mutter wollte ich fahren, hatte vorsorglich zehn Mark für die Zugfahrkarte mitgenommen. Erstens wollte ich sie im Krankenhaus besuchen, zweitens erweckte dieser Gedanke ein Fünkchen Hoffnung, nicht eingesperrt zu werden und von Mutter Schutz zu bekommen. Nach ein paar hundert Metern traf ich geradewegs auf Vater, der mir aus einer Seitenstraße entgegenkam. Er forderte mich auf mitzukommen, da sie sonst die Polizei rufen würden, die mich in die Klinik brächte. Dann würde alles nur noch schlimmer.

Betäubt. Erwachen aus dem trostlosen Traum. Der Wahrwelt entfliehen. Die Schwesternschülerin begrüßte mich beim Aufschließen der Abteilungstür. Auf ihren Satz, ich sei ja jetzt wieder hier, erwiderte ich nur in undefinierbarem Ton »Ja, ich muß?!« Ich fror nicht nur äußerlich. War es Traurigkeit, Wut oder Verzweiflung? Mir blieb keine Zeit zum Überlegen.

Ein Momentchen Zeit hatten wir zum Verabschieden. Dann zog mich der kräftige Pfleger am Arm hinein. Sein plötzlicher Zwang löste ein Handgemenge aus, das in einen regelrechten Kampf überging. Zu viert verfrachteten Betreuer mich ins Zimmer – es war das alte, das vom letzten Mal – und ab auf das Bett. Der Arzt verpaßte mir gleich Medikamente mittels einer intramuskulären Injektion, so daß jeglicher Widerstand erlahmte.

Das Aufwachen war wie ein schrecklich trostloser Traum, den ich verdrängen wollte. Aufgrund einer sehr hohen Dosierung verschlief ich die ersten Tage. Ich wollte der Realität entfliehen, was mir freilich schwerfiel, ein penetranter Geruch von Desinfektionsmitteln stieg mir in die Nase. Da lag ich nun matt und hilflos, bis zur Ergebung betäubt, mit dem miesen Gefühl von Verlassenheit und verzweifelter Ausweglosigkeit.

Einleben. Ich schloß schnell Freundschaft mit Martina, einer recht lustigen, gleichaltrigen Patientin. Sie heiterte mich durch Späße auf. Ich begriff, daß man mit ihr jederzeit Streiche aushecken konnte, mit der Gewißheit auch, daß sie einen nicht verpetzte. Sie erzählte mir, daß sie werktags außerhalb arbeiten ginge. Sie nehme an einem Koch- und Hauswirtschaftslehrgang teil. Dies brachte mich auf eine Idee: Anständig leise, was bei mir sonst selten vorkam, klopfte ich an die Sprechzimmertüre des Stationsarztes. Ich berichtete ihm, daß ich so gerne jeden Tag in meine Schule fahren würde, damit ich nicht so viel Unterricht versäume. Er versprach, darüber nachzudenken. Wenn es mir besser ginge, wolle er mit meinen Lehrern telefonieren. Voll Freude verließ ich den Raum.

Ich bin doch eh nur der psychisch kranke »Fall«. An Wochenenden, wenn Vater mich besuchte, fragte ich ihn nach Mutters Befinden. Ich machte mir häufig Gedanken um sie und wünschte, bei ihr zu sein, um über alles sprechen zu können, was seit ihrer Einlieferung ins Krankenhaus geschehen war.
»Es geht ihr besser«, lauteten fast jedesmal Vaters Worte, um mich, auch wenn es nicht stimmte, keinesfalls aufzuregen. Diese Verschwiegenheit tat weh, weil er mich deutlich spüren ließ, daß ich angeblich zu krank sei, um die Wahrheit zu verkraften, statt dessen seines übertriebenen Mitleids bedürfe. Dem psychisch kranken »Fall« gebührt ja keine Würde, kein Vertrauen und keine Offenheit.

Der Sprung in die Freiheit. Es dauerte nicht lange, da beschlossen Martina und ich abzuhauen. Eine günstige Gelegenheit bot abends der versehentlich nicht verschlossene Eßraum. Mit Hilfe eines Löffelstiels drehten wir das Fensterschloß auf und sprangen zwei Meter hinunter ins Gras. Fröhlich schlenderten wir durch von Laternen erleuchtete Straßen, Richtung Stadt. Da Martina tagsüber arbeiten ging, durfte sie alles Geld selbst verwahren. Davon besorgten wir uns eine Schachtel Zigaretten aus dem Automaten und genossen qualmend unsere erworbene Freiheit. Durch dunkle Wolken lugte der Mond hervor, es war ein schöner Spätherbstabend. Wegen der Befürchtung, man ließe uns womöglich von der Polizei suchen, und wegen dann drohender Zwangsstrafen, riefen wir im Krankenhaus an und sagten Bescheid.
Nach einer Stunde erblickten wir das zweistöckige Haus, wo Martinas Ärztin wohnte. Albernd betraten wir den Hausflur, denn wir wollten ihr einen Besuch abstatten. Nach dreimaligem Klingeln öffnete sie: »Was macht Ihr denn hier?« Sie stand fassungslos da, wie zur Salzsäule erstarrt. Wir amüsierten uns köstlich bei der Wiedergabe unseres Stadtbummels.
Der Gesichtsausdruck unserer Nachtschwester zeigte gleichfalls großes Entsetzen. Wie wir denn aus dem Fenster gekommen seien? »Wir formulierten Zaubersprüche, dann öffnete es sich von selbst«, erklärte Martina und grinste mir zu. Die Schwester schickte uns mit einem »aber Marsch« ins Bett. Es sei schon spät und alle anderen Kinder schliefen längst. Lachend verschwanden wir in den Zimmern. In Zukunft freilich fielen die Bewachung und Aufsicht noch strenger aus. Während Martina arbeiten ging, wurde ich sogar im Garten intensiv beobachtet.

Was mich außerdem bewegte. Die Sozialarbeiterin brachte Schallplatten, welche auf dem alten Plattenspieler im Spielzimmer abliefen. Ein schon älteres Mädchen, Ende zwanzig, hörte gerne Schlager. Sie war stark behindert und brauchte bei fast allem Hilfe. »Schwachsinn« nannte das Personal ihre Krankheit. Sie mußte gewaschen, angezogen und gefüttert werden. Kommunizieren konnte sie nur mit recht unverständlichen Lauten. Sie hüpfte mit unkontrollierten Bewegungen zur Musik und drückte beim Tanzen ihre Freude aus. Zwischendurch klatschten wir dazu. Auf ihrem Gesicht, besonders in den Augen lag dann ein glückliches Strahlen. Als wir zwei Tage später im Garten auf der wackligen Holzplatte Tischtennis spielten, beobachteten wir, daß dieses Mädchen in ihrem Bett und samt Infusionsständer gerade ins Zimmer geschoben wurde. Sauerstoffflaschen standen für etwaige Notfälle bereit. Als ich später hörte, es wäre bei ihr eine Untersuchung gemacht worden, wendete ich mich voller Mitleid ab. Erinnerungen an die eigene Untersuchung mit den starken Kopfschmerzen kamen auf.

Die Nacht im Schlafsaal. Die Schwester, welche wir am wenigsten leiden konnten, suchte aufgeregt nach ihrem Schlüsselbund. Alle Kinder wurden befragt und anschließend einer Leibesvisitation unterzogen. Meine Vorliebe für Schlüssel war bekannt. Ich hatte schon öfters versucht, welche zu entreißen oder heimlich wegzunehmen, um mir damit selbst die Macht zur Freiheit zu verschaffen. Martina und ich erweckten nun durch unser Grinsen Verdacht. Obwohl wir alles abstritten, brachten uns zwei kräftige Pfleger, halbe Schränke, auf getrennte Schlafsaalstationen.

Hinter zwei schweren Türen lag ein riesiger Bettensaal, eine reine Frauenstation. Es stand ein Bett neben dem anderen in langen Reihen. Manche Patientinnen schrieen, seufzten, liefen hin und her. Andere dösten vor sich hin, teilweise angebunden. In der Ecke sorgte ein Fernsehgerät für Unterhaltung. Zwei Frauen hockten davor und starrten in die Röhre. Bis auf den Schlafanzug mußte ich alle

Kleider abgeben. »Hier bist du noch schlimmer gefangen und kannst überhaupt nicht mehr raus«, dachte ich niedergeschlagen. Die Bettdecken waren am Fußende befestigt. Matratzenkeile dienten zur Erhöhung, Kopfkissen gab's keine. Die Patientin an meiner rechten Seite erzählte, daß es hier viele suizidgefährdete Leute gäbe. Sie selbst habe auch ein paar Versuche hinter sich. Merkwürdig erschien mir ihr Verhalten. Mitten im Reden mahnte sie wütend zum Schweigen, fing aber kurz darauf neue Gespräche an. Dann schenkte sie mir Malstifte und Kugelschreiber, war ganz freundlich, bis ihre Reaktionen gleich wieder gereizt ausfielen.

Ich schlief diese Nacht kaum. Eine Patientin auf der gegenüberliegenden Seite stieß dauernd unverständliche Laute aus oder plapperte vor sich hin. Zwischendurch schrie sie im Chor mit Nachbarinnen. Zwei andere Frauen schlugen heftig mit Fäusten auf ihre Betten. Wieder andere schnarchten, genüßlich brummend. Um fünf Uhr morgens rief die Nachtschwester zum Baden in der Wanne auf. Frauen, welche sich schon am Vorabend der Reinigung unterzogen hatten, waren ausgenommen, auch ich.

Als schließlich die uns verdächtigende Schwester zur Spätschicht kam, stellte sich heraus, daß sie die Dienstschlüssel daheim auf dem Tisch vergessen hatte. Der Vorwurf gegen uns war falsch gewesen. Sie war uns künftig noch unsympathischer.

Die Befreiung. Ab Montag sollte ich wieder in meine Schule gehen dürfen. Morgens hole mich Daniela mit dem Auto ab, und nach Unterrichtsschluß brächte mich die Klassenlehrerin zurück. Sie wohnte am selben Ort, an dem die Klinik war. »Oh, toll!« rief ich laut vor Begeisterung und sprang guter Stimmung über den Korridor.

»Vera, was ist das für ein Benehmen. Du sollst doch leiser sein. Das hier ist eine Klinik!« Der Oberarzt hatte mich schon mehrmals erwischt. Er tauchte ausgerechnet immer dann auf, wenn ich mich

laut und ausgelassen freute oder aber aggressiv war, Schimpfworte schrie. »So was sagt man nicht, sei brav!« hörte ich ihn räuspernd sagen. Es kam auf die jeweilige Situation an, aber jedenfalls mußte ich nicht selten darüber arg lachen. Die streng bebende Stimme barg einen schelmischen Unterton, was recht lustig wirkte.
Das Wiedersehen mit Klassenkameraden, obendrein das Stückchen gewonnene Freiheit, gaben mir einige Zuversicht. Ich mochte es, wenn Schulstunden möglichst spät endeten.
Der Arzt unterbreitete mir Mutters schlechtes Befinden. Er schlug für mich die Aufnahme in ein Internat vor. Meine Gefühle teilten sich: Einerseits war ich traurig wegen Mutter, andererseits froh, endlich aus der Psychiatrie zu dürfen.

Die ewige Müdigkeit ist im Weg. Etwas abseits, herrlich am Waldrand gelegen, umsäumten Wiesen, Bäume und dichtbewachsene Hecken mehrere Gebäude. Trotz des trüben Januartages wirkte diese Landschaft erquickend. Es gefiel mir gut im Internat. Schnell schloß ich Kontakt zu Mitschülern. Die Lehrer äußerten Zufriedenheit über meine Leistungen. Das einzige Problem war meine ständige Müdigkeit. Es ängstigte mich anfangs auch das Zurechtfinden in der fremden Umgebung, wo plötzlich Selbständigkeit, ja eigenes Mitdenken Voraussetzung war. Öfters sank während des Unterrichts mein Kopf auf die Tischplatte, auch zitterten beide Hände recht stark.
Acht Tage später standen mein Vater und einer seiner Bekannten im Zimmer. Sie forderten mich zum Kofferpacken auf, um wieder mit nach Hause zu fahren. Hier könne ich nicht bleiben, meinten sie.

Wieder zu Hause. Nach den Sommerferien meldete Vater mich in der alten Schule an. Kam ich vom Unterricht heim, kochte ich mir Kleinigkeiten: Bratkartoffeln mit Dosengemüse, ein Stück Wurst und Ei dazu, das gehörte meist zu meinem Speiseplan. Anschließend erwartete ich die Nachhilfelehrerin, welche bei den Hausaufgaben half und mir vor allem Englischunterricht gab. Der Lernstreß forderte enorm. Besonders Vater bestand auf guten Leistungen, die für ihn die Hauptsache waren. An Sonntagen hörte er mir zwei Stunden die Lateinvokabeln ab. Wir paukten Übersetzungen, Grammatik, Konjugationen.

Langsam erfuhren Mitschüler mehr von mir, denn auf einer Klassenfahrt wurde das Privatleben offenbarer. Eigentlich wollte ich nicht teilnehmen, da Erlebnisse von letzten Freitzeitwochen noch im Gedächtnis schlummerten. Ich bewohnte damals den Schlafraum mit drei Kameradinnen. Die Cliquenanführerin stiftete zu allem möglichen Unfug an, sie verteilte etwa mit Seife präparierte Schokolade oder, was mich sehr in Schrecken versetzte, sie schlich nachts an mein Bett und wollte Niespulver streuen. Ihr Gealber hatte mich wach gemacht. Ich sprang auf. Sie erschrak. Ich schrie und knallte ihr eine Ohrfeige. Vom Gebrüll erwachte unsere Klassenlehrerin. Der Zank uferte derart aus, daß ich am Ende ins leere Bett im »Leiter-Zimmer« kam.

Nach Bitten von Mitschülern, aber vor allem der Lehrerin zuliebe, willigte ich jetzt halt doch ein mitzufahren, nicht zuletzt, um meinen guten Willen zu zeigen. Ich mochte sie sehr gerne, hatte auch zu Kameradinnen inzwischen besseren Kontakt. Mein angegriffenes seelisches Befinden war nicht zu übersehen. Erschienen Probleme zu groß, oder trieben Leute Späße, Erschreckspiele im Dunkeln oder ähnliche gegenseitige Neckereien, dann befürchtete ich richtige Gefahren und flüchtete, um nicht mitmachen zu müssen, in meine Scheinwelt. Dort fand ich Halt. Als andere Alternative suchte ich Zuflucht an den Händen der Lehrerin – wie ein Kind bei seiner Mutter. Wenn sie mir, dreimal täglich, wie verordnet, die Medizin gab, schaltete ich manchmal auf stur. Nicht um sie nicht einnehmen zu müssen, sondern ich wartete auf Zuwendung, welche mir die Lehrerin dann durch ihr inständiges Bitten in besonderem Maße zu geben pflegte.

Trauer um den Tod einer ehemaligen Mitpatientin. Wenig später erfuhr ich, daß Gerlinde, meine schmächtige Freundin aus der Klinik, gestorben sei. Zwischen uns hatte immer reger Briefkontakt geherrscht. Ich konnte ihren Tod nicht fassen. Noch in den letzten Briefen erzählte sie so lebhaft von ihrer innigen Tierliebe, von den Katzen und Meerschweinchen, die sie versorgte. Auch vertraute sie mir ihr Schicksal an: Vor zwei Jahren starb ihre Mutter, die sie sehr geliebt hatte. Gerlinde lebte dann bei ihrer Schwester, da es mit dem Vater andauernd Ärger gab. Warum hatte sie bloß ihren Körper so abgehungert?

Verfrühter Abgang vom Gymnasium. Aufgrund von Müdigkeit und Konzentrationsschwäche, bedingt durch die Medikamente, verschlechterten sich meine schulischen Leistungen arg. Das erforderte den Abgang nach der zehnten Klasse.

Erneute Heimlichkeiten. Im nachhinein erfuhr ich, daß Vater einen Professor in der Psychiatrie aufgesucht hatte. Er hatte dort auch um einen Gesprächstermin mit mir gebeten. Unsere Unterhaltung zu dritt fiel kurz aus. Ich merkte gleich, daß dieser Arzt von Vater schon gut über mich unterrichtet und voreingenommen war. Er versprach therapeutische Gespräche bei seinem Kollegen.
Ich kannte den neuen Psychiater noch nicht. Schritt für Schritt ging er auf meine Themen ein. Er besaß viel Einfühlungsvermögen. Das veranlaßte mich, schnell Vertrauen zu finden. Ich ging gerne hin. Leider wechselte der Arzt kurz darauf an ein anderes Krankenhaus, das über hundert Kilometer entfernt war. Der Abschied bewegte

mich sehr. Obwohl der Psychiater versprach, ich dürfe immer anrufen, wenn ich möchte, mir seine Adresse und Telefonnummer gab, erfüllten die Anrufe längst nicht das, was die persönlichen Unterhaltungen getan hatten. Der Kontakt schlief langsam ein.

Die Tagesklinik. Ich sollte dann in eine Tagesklinik, um dort von morgens bis nachmittags an Gruppenbeschäftigungen teilzunehmen. Frauen und Männer bastelten oder handarbeiteten an Tischen. Der Arzt und das Personal begrüßten mich dort recht flüchtig. Mir schien die Atmosphäre so leer, unpersönlich und fremd. Das Unbehagen davor veranlaßte mich, gleich umzukehren. Die Zusagen, welche ich Vater und Mutter gegeben hatte, fielen mir ein. Käme ich nun also zu zeitig heim, würden sie gleich meine Verweigerung vermuten. Würden sie mich vielleicht früher oder später wieder stationär in die geschlossene Abteilung bringen lassen? Um diese Befürchtungen schnell abzuschalten, kauerte ich ziemlich versteckt in der Fensternische. Ich wollte die zugesagte Zeit einfach da absitzen. Die nahegelegene Stiege wurde kaum benutzt. Oben befand sich bloß ein Therapeutenarbeitszimmer. Einer eilte an mir vorbei und würdigte mich bloß eines schiefen Blickes. So hockte ich über Stunden auf dem schwarzen, kühlen Gemäuer, lugte hin und wieder aus dem vergitterten Fenster. Ich schaute ins Hofgelände, wo geräumige Mülltonnen standen. Handwerker fuhren mit Wägelchen vorbei und beförderten gegen 12 Uhr die Essenscontainer. Auch zum Mittagessen lief ich nicht zu den anderen, sondern unterdrückte lieber das aufgekommene Magenknurren. Die Eingangstür vorne war zwar offen, und ich hätte jederzeit weggekonnt, um mich woanders aufzuhalten oder etwas Eßbares zu kaufen. Ich fürchtete jedoch, Betreuer könnten mich vermissen und suchen, dann die Eltern benachrichtigen. Am frühen Nachmittag fragte eine Reinigungsfrau, was ich da denn treibe, und forderte mich zum Verschwinden auf. Meine

Antwort fiel natürlich keineswegs wahrheitsgemäß aus, sondern endete mit der halbwegs glaubwürdigen Ausrede, daß ich auf jemanden warten würde. Ein paar Schritte spazierte ich den Korridor entlang, verweilte, bis die Frau außer Sichtweite putzte, um dann meinen alten Platz wieder einzunehmen. Als es endlich Nachmittag wurde, die abgemachte Zeit erreicht war, fuhr ich mit dem Zug heim. Mutter erzählte ich schließlich, daß es dort furchtbar sei und ich nicht mehr hinginge.

Suche nach Hilfe. Zu Hause häuften sich die Streitigkeiten. Ich wollte im Grunde helfen, von neuem alte Probleme zu lösen, was ich aber nicht konnte. Tagsüber jobbte ich bei den Eltern einer ehemaligen Klassenkameradin als Verkäuferin. Ich mochte die ganze Familie sehr, zeigte großen Fleiß und Hilfsbereitschaft beim Arbeiten, was sie mir mit Zuwendung und Freundschaft erwiderten. Ich war inzwischen siebzehn Jahre alt.

Von dem dort erarbeiteten, allmählich zusammengesparten Geld, den Rest legten die Eltern drauf, durfte ich mir ein kleines Moped kaufen. Es machte großen Spaß, damit zu fahren. Geduldig putzte ich es wöchentlich, damit nur kein Rost käme und ich es lange fahren könnte.

Der Psychiater, den ich alle zwei Wochen wegen der Medikation konsultierte, fertigte mich jedesmal schnell ab. Für ein Gespräch oder auch nur das Anhören von Problemen hatte er keine Zeit. Er gab das Bild des Arztes ab, der Rezepte schreibt, um den Patienten und sein Innenleben immer gerade bloß zu beruhigen. Darin bestand für ihn die Genesung. Fand diese aber nicht statt, wurde eben, wenn nötig, eine Einweisung ins psychiatrische Krankenhaus ausgestellt.

Meine Sorgen und meinen Kummer lud ich bei der verständnisvollen Chefin ab. Wie oft hockte ich mittags während der Pausen im

Nebenraum. Mit Gedanken an Konflikte daheim steigerte ich mich in ein tiefes Grübeln. Es kamen mir die Tränen. Die Chefin tröstete mich und schenkte mir Vertrauen; es tat mir gut und gab mir neue Kraft, wenn sie mich liebevoll in den Arm nahm. Entscheidend helfen konnte freilich auch sie nicht.

Den Reitstall besuchte ich kaum noch. Es hielten sich dort viele neue Leute auf. Die ganze Atmosphäre, die gewohnte Verbundenheit waren längst verlorengegangen.

Ein letztes Entkommen aus meiner verzweifelten Lage erhoffte ich mir bei der Polizei. »Dein Freund und Helfer!« Würde sie, wenn ich auf mich aufmerksam machte, nach der Familie schauen? Vielleicht gäbe es gemeinsame Gesprächsstunden? Würden mich die Eltern dann besser verstehen? Das waren meine doch recht kindlichen, naiven Vorstellungen. Vor allem: Würde Vater von seinen Ängsten und seiner Gedankenflucht befreit?

Zusammentreffen mit der Polizei. Spät abends heckten wir Unfug aus. Mit anderen Jugendlichen zerschlug ich Scheiben von Zigarettenautomaten, entwendete Feuerlöscher aus Tiefgaragen und schäumte damit vom Gebüsch zur Polizeiwache hinüber.

Manchmal traf ich mich mit Martina, der ehemaligen Patientin vom Krankenhaus. Der Zufall wollte es, daß sie mit ihrer Freundin im Nachbarort eine Wohnung bezogen hatte. Wenn Martina alleine war, übernachtete ich bei ihr. Wir quatschten, lachten, machten Witze und genossen die Stunden bei Bier und Zigaretten. Dabei erinnerten wir uns an frühere Zeiten, wo wir im Klinikleben unter dem Druck des Gefangenseins und lauter Zwang gestanden hatten. In diesen Momenten übermannte uns Stolz, Stärke, Erhabenheit, da jene Erlebnisse nun endlich zur Vergangenheit gehörten.

An einem lauen Sommerabend klingelte ich vergeblich bei Martina, sie war weggefahren. Ich wollte nicht nach Hause gehen, sann statt dessen intensiv nach Gelegenheiten, um der Polizei aufzufallen. Ich setzte mich auf eine Bank auf dem Marktplatz und starrte in die Gegend. Den ausgetrockneten Brunnen mit dem Stadtwappen schmückten Blumen. Hoffnung stieg auf, als die Polizeistreife vorbeifuhr. Ich erhob mich, wollte gesehen werden. Die Beamten guckten zwar zu mir herüber, hielten jedoch nicht an. Gegen Morgen fing es an zu regnen. Um nicht naß zu werden, kauerte ich mich in einem Telefonhäuschen auf den Boden und wartete, bis sich der Himmel aufhellte. Als es vom Kirchturm fünf Uhr schlug, tuckerte ich auf meinem dunkelblauen Moped zum Bäcker und besorgte frische Brötchen. Sehr lecker schmeckten die knusprig warmen Semmeln nach durchwachter Nacht, gaben Energie, einigermaßen frisch die Arbeit anzutreten.

Angstträume. Am Wohnort lernte ich einen Jungen namens Ralf kennen. Es entstand schnell eine Freundschaft. Wir trafen uns öfters. Nach kurzer Zeit traten wir als aktive Mitglieder einem Fanfarencorps bei. Das Musikmachen gefiel uns, auch wenn wir die Blasinstrumente noch nicht beherrschten. Anfangs lief ich als Fahnenträgerin am Kopf des Zuges. Es brachte mächtigen Spaß, durch Reihen jubelnder Zuschauer zu marschieren, welche sich am Straßenrand aufgestellt hatten. An einem verlängerten Wochenende im Sommer fuhren wir mit dem Reisebus ins kleine Städtchen am Fluß zum Zelten. Neben dem Vorspielen im Festzelt genossen wir es, durch Wiesen zu spazieren, zu grillen und am Lagerfeuer zu sitzen. Ich teilte das Zelt mit Ralf. Schon früh am nächsten Morgen weckten uns jüngere Mitglieder mit Neckereien. Wir nahmen es mit Humor und lachten. Später entzog ich mich dem Gealber und ging zu zwei Betreuerinnen ins Nachbarzelt, denn bestimmte Gedanken bewegten mich. Schon ein paar Stunden hatten mich Erinnerungen aus Klinikzeiten gefesselt, denen Alpträume vorangegangen waren. Ich erzählte den beiden Frauen davon, nachdem ihr Versprechen zu schweigen vorausgegangen war. Mit Ralf darüber zu reden, fürchtete ich. Wir kannten uns erst kurz. Ich vermutete, daß sich meine Geschichte negativ auf unsere Freundschaft auswirken könne. Sicher wußte er von Psychiatrien und diesen Dingen nichts und mußte mich deshalb falsch verstehen.

Als Kinder kamen, stoppte ich die Unterhaltung sofort. Träume und Zusammenhänge waren nun von der Seele geredet, wobei die Frauen interessiert zugehört hatten. Es wirkte anfangs befreiend. Allmählich aber plagte mich Mißtrauen. Ich sinnierte: Würden diese doch eigentlich wildfremden Frauen dichthalten? Könnte ich durch ihr vielleicht sogar unbeabsichtigtes Geplapper zum Spott vom gesamten Musikverein werden? Hätte ich nur Ralf offen erzählt, was mich bewegte: die schreckliche Angst, wieder einmal gefangen zu werden und Zwang und Gewalt erleben zu müssen. Früher oder später mußte er dahinterkommen. Wenn eine Beziehung von wirklicher Liebe lebt, dann dürfte die Offenheit über durchlebte Schwierigkeiten kein Hinderungsgrund sein.

Zur Strafe in Polizeigewahrsam. Bei einem unserer nächtlichen »Streifzüge« wurden wir erwischt: »Halt, stehenbleiben, Polizei!« schallten Rufe durch die Dunkelheit. Das angrenzende Gebüsch nutzte uns als Versteck nichts. Fünf Minuten später hatten sie uns gefaßt. Daß sie meine Personalien schon noch genau herausbekämen, versicherten mir die Beamten ärgerlich nach einer kurzen Befragung, und sie führten uns in getrennte Zellen ab. Die Stunden im Polizeigewahrsam schienen endlos, trotzdem hoffte ich ausgerechnet hier auf Hilfe und dachte: »Sicher werden sie bei meinem widerwärtigen Benehmen aufmerksam, nachdem ich beim Festnehmen absichtlich mehrmals entwischen wollte, dann falsche Personalien angab, obwohl klar war, sie brächten alle Daten und meine Volljährigkeit sowieso in Erfahrung.«

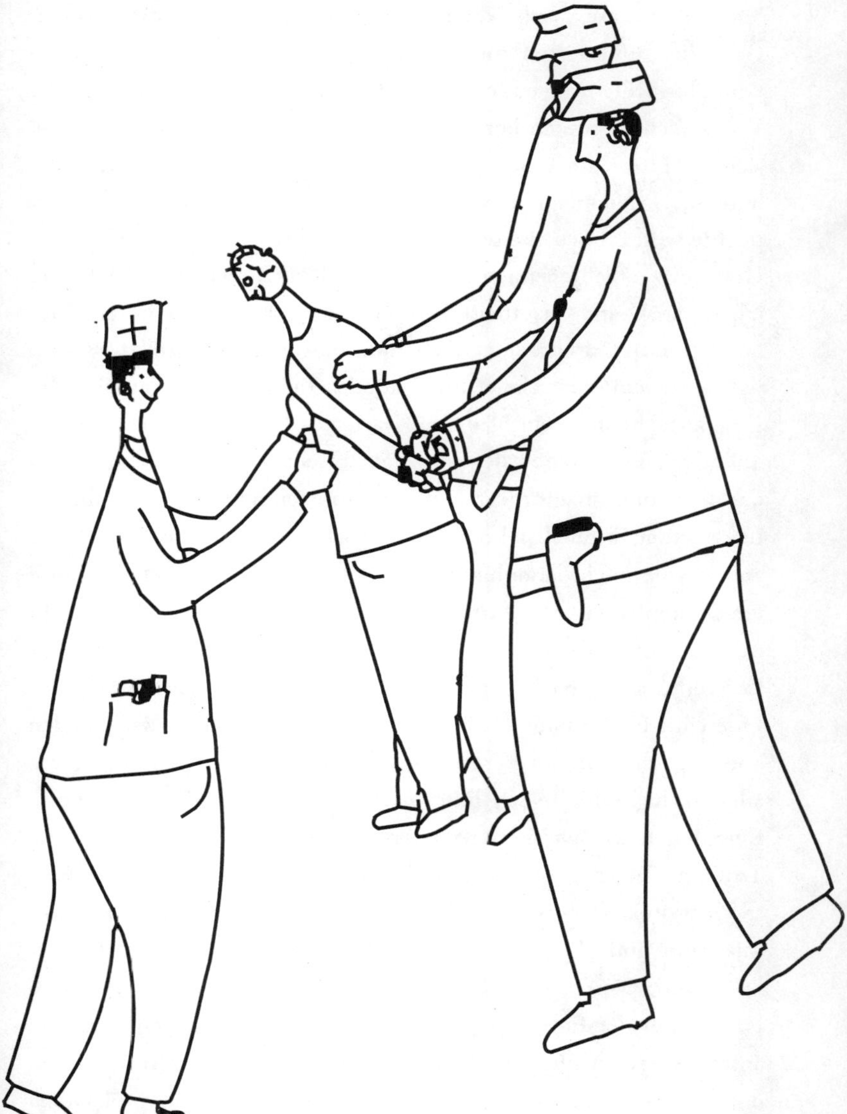

Ich schlief diese Nacht kaum, Erregung hielt beide Augen offen. Gedanken umkreisten mich. Würde die Polizei wirklich die erwünschte Hilfe bringen, oder würde man alles mißverstehen, würde Vater mich deswegen bestrafen, gar schlagen? Die Gewißheit, daß sich die Eltern im Urlaub befanden, Dunja und ich allein das Haus hüteten, erleichterte ein bißchen die Furcht davor. Mein Herz pochte wild im Brustkasten. Ein starkes Schwitzen und zunehmende Unruhe veranlaßten mich aufzustehen. Langsamen Schrittes tappte ich an das kleine vergitterte Fenster und blickte hinaus in die Dunkelheit. Dann drehte ich mich um, musterte den kahlen Raum, worin nur eine Pritsche stand. Darauf lag eine dunkelgraue Decke. Die Bezüge hatten ein blau-weiß kariertes Muster. Mußte man zur Toilette, gab es neben der schweren Eisentür eine Rufklingel, um die Begleitung anzufordern. Zu zweit führten mich die Polizeibeamten dorthin. Einmal fiel ich dabei erneut durch meine Widerwehr auf. Als sie mich daraufhin auf das Bett in die Zelle stießen, schrie ich Schimpfworte. Am Schlafen hinderte mich auch ein Mitgefangener ein paar Zellen weiter, der aus vollen Tönen sang und gröhlte. Er mußte wohl mächtig gezecht haben, bevor sie ihn einsperrten. Eine rötliche Färbung des Himmels ging der langsam aufsteigenden Sonne voraus, die ihre ersten Strahlen zu mir warf. Kräftiger, vor allem ruhiger fühlte ich mich nach dem Verzehr des Frühstücks. Eine Frau hatte mir Marmeladenbrote und Malzkaffee gebracht.

Trotz intensiven Fragens zweier Beamten beim Verhör, wo alle Aussagen protokolliert wurden, blieb eine Hoffnung. Würden sie später mit Vater und Mutter sprechen, sich kümmern und sich näher erkundigen? Dieses naive Überlegen stoppte abrupt, als der ältere Polizist mit der Einweisung in die Psychiatrie drohte und sie schon antelefonieren wollte. Er hatte von meinen früheren Aufenthalten dort bei der Zimmerdurchsuchung zu Hause erfahren, weil Dunja ihm meine Medikamente mitgab. Er bemerkte meine geballte Angst

davor, nutzte sie als Druckmittel, um im Redefluß alle verbrochenen Schandtaten offen dargelegt zu bekommen.
Die nächtlichen Aktionen haben freilich nichts als Ärger eingebracht. Ich fühlte mich erst recht seelisch fertig, so daß ich sogar freiwillig auf den Vorschlag unserer Ärztin einging: Sie plädierte für die neuerliche Einweisung in eine Klinik. Schon lange bevor die Eltern in den Urlaub gereist waren, hatten sie sie aufgesucht. In kurzen, getrennten Gesprächen hatte sich die Ärztin etwas Einblick in unsere Familiensituation verschafft. Diese Klinik sei modern eingerichtet und habe große Gartengelände, außerdem sei das Personal sehr nett, so verabschiedete uns die Ärztin. Sie sprach von sechs bis acht Wochen Aufenthalt. Ihr hervorstechendes Lob ließ mich wenigstens auf etwas Hilfe hoffen.

Aufnahme in einer Klinik, weit weg vom Wohnort. Dunja begleitete mich. Die Sonne brannte heiß an unserem Reisetag. Dunja sagte, daß ich keine Angst vor der Klinik zu haben brauche und daß sie die ersten Tage dort mit mir bleiben würde. Das gab Trost.
Außerhalb vom Stadtverkehr umringten hohe Zäune mehrere Häuser. Dazwischen waren herrliche Grünanlagen angelegt. Blumen blühten in froher Pracht. Ich sah Leute auf Bänken sitzen oder die schmalen Pfade an Wiesen entlangspazieren. Es fielen mir gleich die modernen Einrichtungen mit den farbigen Fußböden und den bemalten Wänden ins Auge.
Auf Befehl von Stationsschwester Gerdel mußte ich mich ins Bett legen und warten, bis der Arzt zum Untersuchen kam. Sonnenstrahlen fielen durch das breite Fenster über den Tisch hinweg in das ganze Zimmer. Das helle Holz des Schrankes entsprach in der Farbe genau dem Nachtschränkchen und Bett. Als Dunja aufbrach, um sich eine Übernachtungspension zu suchen, vergewisserte ich mich erst ausdrücklich, daß sie auch wirklich wiederkäme.

Mein erstes Zusammentreffen mit Ärzten und Personal. Der Oberarzt, ein stämmiger Herr mit graumeliertem Haar begrüßte mich im weißen Kittel. Während er mich mit dem Stethoskop abhorchte, außerdem die Reflexe prüfte, kam auch der Stationsarzt Dr. L. ins Zimmer. Beide wollten von mir wissen, was ich an Armen und Händen gemacht hätte, denn manche Kratzer waren noch nicht verheilt. »Wie sieht diese Wildkatze denn aus? Wie groß ist sie denn?« fragte einer der beiden und setzte seine Stirn in krumme Falten. »Manchmal greift sie mich alleine an und manchmal mit großen Fledermäusen.« Ob nicht ich selbst diese Wildkatze sei und mich selber kratze, wollten sie dann wissen.

Nachtschwester Steffi begrüßte mich und erklärte, daß sie eben nachts ab und an durch die Zimmer gehen müsse, um nach den Patienten zu schauen. »130 zu 90, das ist o.k.«, murmelte Steffi, als sie mir das Blutdruckgerät abnahm. Sie käme morgen früh um 5 Uhr zum Wecken wieder, denn sie brauche eine Urinprobe von mir. Ihre ruhige, nette Stimme gefiel mir und versprach Sympathie. Sie hielt mir ihre Hand hin, die ich fest umklammerte. Ich mochte das Halten von Händen, denn es gab viel Kraft, Halt und Sicherheit.

Grübeln. Ich schlief an diesem Abend lange nicht ein, sondern dachte an alle Bekannten und Freunde daheim, von denen ich jetzt weit weg war. »Warum wieder Klinik? Warum das alles? Warum darf ich nicht wie alle anderen zu Hause leben? Jetzt bin ich wieder eingesperrt.« Kalter Schauer lief mir über den Rücken. Ich griff fest nach dem Bettzipfel, wie im Krankenhaus, damals bei der Kinderlähmung, langte nach meiner »Zipfelmauer«.

Der am Himmel aufgehende Mond stand direkt über dem Fenster. Ich setzte mich im Bett auf und schaute zu ihm hinauf. Nicht mehr lange, dann ist Vollmond! Ich nahm mir ganz fest vor, ab jetzt immer nach ihm zu sehen.

Die erste Zeit verweigerte ich das Umziehen in den Pyjama oder das Nachthemd, ging lieber in Tageskleidung zu Bett. Das gab mir etwas Geborgenheit und Schutz, denn ich befürchtete plötzliche Untersuchungen oder Spritzen. So, mit Hosen, Pullover und Socken war der Körper enger bekleidet. Mißtrauen und Furcht veranlaßten mich des öfteren, morgens die Arme nach eventuellen Injektionsstichen zu überprüfen. Selbst winzige Rötungen schaute ich mir genau an.

Erste Eindrücke. Mit Genehmigung von Dr. L. durfte ich nach dem Frühstück und nach der Einnahme von Beruhigungsmedikamenten aufstehen. Viele Patienten hockten im Aufenthaltsraum neben der Küche. Sie waren größtenteils älter als ich. Es standen dort mehrere Sessel und ein Sofa an einem runden Tischchen, auf dem Gesellschaftsspiele und Zeitungen lagen.
An meiner rechten Seite ging ein Pfleger, links eine Schwester: Ich hatte mir sehnlichst gewünscht und erbeten, für eine Zigarettenlänge in den Garten zu dürfen. Mein Versuch wegzulaufen, war vergebens. Sie hielten mich fest im Griff und warnten, wenn ich nicht gehorchte, brächten sie mich sofort zurück auf die Station und gingen nie mehr mit mir zum Rauchen ins Freie.
Es war schön, daß Dunja am Tag immer zu mir kam. Ich durfte die Mahlzeiten im Zimmer mit ihr einnehmen.
Im Sprechzimmer wies mir Dr. L. einen Stuhl zu. Er selbst nahm mir gegenüber an seinem Sekretär Platz. Fachliteratur und ein kleiner Stapel Krankenakten lagen darauf. Ich sollte ihm nun also erzählen, wie es denn kam, daß ich hier in die Klinik aufgenommen wurde, und warum ich denn hier sei. Mir kamen diese Fragen recht überflüssig vor, weil ich dachte, er müsse das doch am allerbesten wissen. Derartige Fragereien, auch in anderen Momenten, drängten einen in die Rolle, irgendwelchen Mist zu erzählen oder sich durch auffällige Verhaltensweisen interessant zu machen. Man wurde ja

sowieso für dumm gehalten und konnte nichts dagegen tun. Ich griff über den Schreibtisch hinweg nach seiner Hand. Er sprach kein Wort, sondern wartete auf die Beantwortung seiner weiteren Fragen, wobei er mich intensiv beobachtete. Ich schwieg dann ebenfalls. Er sah mir ins Gesicht, aber ich schaute auf den Fußboden. Als er wissen wollte, an was ich denke und was gerade in mir vorginge, sagte ich: »Nichts, gar nichts. Der Kopf ist so leer.«
Beim Gang über den Flur machte ich am Dienstzimmer halt und lehnte mich mit der bloßen Stirn gegen das Fenster. Ich schaute den Pflegern und Schwestern beim Arbeiten zu. Die dicke Scheibe beschlug beim Atmen immer mehr, erst recht, als ich sie anhauchte, um damit Muster zu fabrizieren und zu beobachten, wie sie immer kleiner wurden, bis nur noch winzige Spuren zurückblieben. Die Tür stand offen. Ich ging hinein. In der Ecke am Medikamentenschrank wurde die Medizin nach Plan in die einzelnen Schälchen und Gläschen verteilt. Auf dem Schreibtisch neben dem Telefon erblickte ich einen kleinen Zettel mit meinem Namen. Ich schnappte ihn und las: »Vera Stein, Krankheit aus dem schizophrenen Formenkreis, frühkindliche Hirnschädigung, asoziale Persönlichkeit.« Was sollte das? Wer hatte das geschrieben? Bevor ich der Schwester das Papier aushändigte, las ich es noch mehrmals, um mir den Inhalt merken zu können.

Schutzsuche unterm Tisch. Eine Schwester bereitete gerade zwei Spritzen und alles Nötige für eine Infusion vor. Da ich befürchtete, daß beides für mich bestimmt sei, rannte ich in den Eßraum, verkroch mich dort unter einem Tisch und blieb zusammengekauert in der hintersten Ecke sitzen. Unter Tischen oder in irgendwelchen Ecken suchte ich in vielen Situationen Zuflucht. Sie waren für mich momentan die sichersten Orte: »Da können sie mir nicht so schnell etwas tun!« Ich hatte Angst, weil mir die Erinnerungen von frühe-

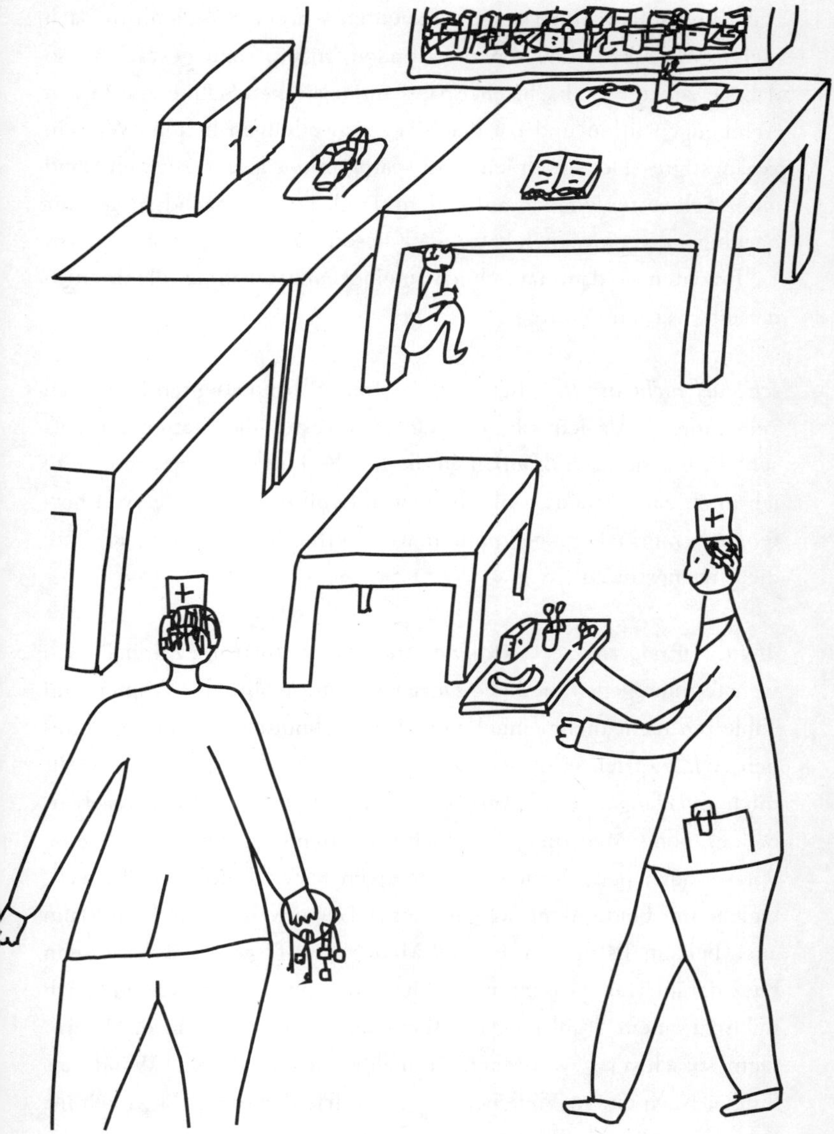

ren Klinikaufenthalten kamen: Patienten wurden Kanülen, oft nach vielen Versuchen, um Venen zu finden, in die Haut gestochen, so daß sie zuckten und schrien, später unter starken Schmerzen in den Armbeugen litten und rot-bläuliche Schwellungen hatten. Wie ein verängstigtes Tier kroch ich dann später an der ausgestreckten Hand einer Schwester wieder unter dem Tisch hervor, nachdem sie mir beruhigend versprochen hatte, daß diese Infusion nicht für mich sei. Sie brachten sie dann tatsächlich zu einer Neuaufnahme, die zwangsernährt werden mußte.

Ich darf nicht an die frische Luft! Eine Schar Patienten hatte sich versammelt. Als ich sah, daß eine Schwester die Stationstür aufschloß, um sie nach draußen an die frische Luft zu lassen, drängelte ich mich dazwischen, weil ich auch mitwollte. Dr. L., der von hinten unbemerkt herangekommen war, verhinderte das und drückte die Eingangstür zu.

Mein Verweigern der Medikamente bringt (neuen) Zwang. Ich wehrte mich gegen die hohe Dosierung und wollte die Tropfen und Tabletten nicht mehr einnehmen. Dem schnurstracks herbeigerufenen Arzt rief ich entgegen: »Nein, ich nehme sie nicht, Ihr wollt mich nur fangen!« Ich versuchte verzweifelt, ihm klarzumachen, daß es ohne Medizin geht. Nichts blieb mir übrig. Er ließ eine Spritze aufziehen, die ich schreiend, im festen Griff von Pflegern, welche mir beide Arme wegen meiner Gegenwehr verdrehten, dann auch bekam. Es muß wohl eine Menge »Stoff« gewesen sein, denn kurz darauf war ich sehr müde. In dumpfem Taumel schleppte ich mich zu einem Stuhl im Aufenthaltsraum und starrte in die Leere. Dem so schwer gewordenen Kopf dienten die nackten Wände als Stütze. Nach einem Weilchen folgte ich friedlich dem Rat, mich ins Bett zu begeben, und schlief ein.

Halb in Trance wollte ich Dunja Erklärungen abgeben. Es fiel mir schwer, Wörter herauszubringen. Viele Sätze endeten in leisem Flüstern: »Die sind so feige. Zu viert gingen sie mit Gewalt auf mich los.« Dunja war längst von dem Vorfall unterrichtet worden mit der Begründung, ich sei wild gewesen und hätte getobt. Sie hätten mich ruhigstellen müssen. Bei Dunjas Abreise versprach ich ihr, zu gehorchen, mich nicht zu wehren und die Medizin zu nehmen, damit ich bald wieder entlassen würde. Am liebsten wäre ich mit ihr gefahren. Gedanken daran hielten mich jedoch dann nicht weiter auf, denn Schwindel und Taumel durchtrennten sie. Das einzig Gute war, gleich weiterschlafen zu dürfen.

Tricks. Sooft es möglich war, ließ ich, trotz Bewachung, beim Arzneieinnehmen unbemerkt Tabletten verschwinden und schüttete zumindest einen Teil der Tropfen unter den Tisch. Das mußte trickreich verlaufen, weil anschließend der Mund kontrolliert wurde. Später warf ich die versteckten Tabletten ins Klo. Sie waren vorher schon halb aufgeweicht, wovon Hosentaschen oder Strümpfe weiße Flecken bekamen. Dies ging eine, höchstens zwei Wochen gut. Das gesamte Personal wunderte sich über mein Wachsein bei so hoher Medikation. Unter eindringlichen Reden, Mahnungen und Drohungen mußte ich meine Tricks verraten.

Es wird mir nicht geglaubt. Einmal brachte mir Dunja eine dicke Jacke mit, die sie für mich gestrickt hatte. Diese mollige Schafwolle umhüllte mich wie ein Schutzmantel von Geborgenheit, in den ich mich verkroch. Bruder Heinz gab Grüße mit und schrieb zum Geburtstag eine Karte.

Wenn Dunja mich besuchte, sprach sie mit den Ärzten und erklärte, daß ich nicht so schwer krank sei, wie sie behaupteten. Sie bräuchten mich nicht einzusperren und mit Unmengen Beruhigungsmitteln zu betäuben. Meine Schwierigkeiten lägen in den Erziehungsproblemen zu Hause, die durch Jahre verstrickt und eingefahren waren. Ich hätte mich gegen Ungerechtigkeiten, Druck und Zwang schon immer gewehrt. Mit der Zeit seien meine Aggressionen dann derart massiv geworden, daß die Eltern am Ende nicht mehr mit mir fertig wurden. Vater äußerte sich gegenteilig. Er stellte mich als schwer krank und gestört hin, als einen Menschen, der dringend in die Hände und unter die Aufsicht von Ärzten gehöre und zudem ständig überwacht werden müsse. Meine totale Überreiztheit, auch gegen das Eingesperrtsein jetzt wieder, und daß ich mich gegen alle Forderungen wehrte, weil ich keinem mehr glaubte oder vertraute, unterstrich für die Ärzte diese Auffassung ganz. Es wurde also keineswegs dem nachgegangen, was Dunja ihnen berichtete, sondern ich wurde weiterhin ruhiggestellt. Auch bei den Eltern konnte Dunja, obwohl sie es öfters probierte, wenig ausrichten.

Post bekommen, macht Freude. Der neue Zivildienstleistende zeigte mir die Post und öffnete sie. Es gehörte zur Pflicht des Personals, jegliche Post zu kontrollieren. Auch alle Besucher mußten sich Taschendurchsuchungen unterziehen. Es sollten weder unerlaubte Gegenstände noch Bargeld zu uns Patienten gelangen. Der eine Brief, den ich bekam, trug den Absender meiner Schwester Daniela, der andere die Anschrift meines Freundes Ralf. Beide erkundigten sich nach meinem Befinden. Daniela erzählte von ihrem schweren Studium. Ralf berichtete vom letzten Auftritt im Musikzug auf einem Fest. Die Kameraden hätten sich alle gewundert, wieso ich plötzlich verschwunden sei. Er hätte bewußt niemandem meinen Aufenthaltsort gesagt, sondern alle mit der Ausrede abgespeist, daß ich wegen der Beinbehinderung im Krankenhaus operiert würde. Da war ich zufrieden, denn abfällige Bemerkungen und die Erfahrung, von Kameraden plötzlich links liegen gelassen zu werden, hatte ich von

früheren Psychiatrieaufenthalten noch gut im Gedächtnis. Ralf selbst hatte auch Bedenken, daß ihn alle für meine Einweisung in eine Nervenheilanstalt verantwortlich machen würden. Ich beantwortete sofort beide Briefe.
Auch die Leiterin vom Tischtennisverein hatte kürzlich zweimal geschrieben. Alle würden auf mich warten. Sie bräuchten und vermißten mich so sehr in der Mannschaft. Wann ich denn endlich wiederkäme? Für diesen Brief hatte sie von allen die Unterschriften gesammelt. Das freute mich und gab mir Auftrieb, denn es half, nicht in die totale Klinikisolation und aufkommende sonderbare Verhaltensweisen zu verfallen. Ich studierte die Briefe lange und klammerte mich mit neuer Zuversicht an ihre Botschaften.
Wenn es Mutter besser ging und sie zwischen Klinikaufenthalten zu Hause war, erzählte sie mir viel in Briefen. Fast regelmäßig erfuhr ich von Heinz' Ergehen. Er interessiere sich sehr für das Handwerkliche und arbeite während der Freizeit fleißig mit Holz. Am Telefon bat ich Mutter, mir Fotos von der ganzen Familie zu schicken, denn ich wüßte gar nicht mehr, wie alle aussähen. Das Sprechen und Bewegen der Zunge fiel mir schwer. Manchmal klappte das Sprechen gar nicht, manchmal nur leise oder unverständlich.

Wie geht es dir? »Wie geht es dir?« begrüßte mich Herr Q., der Psychologe, nach der frühen Dienstbesprechung. Diese Frage wurde häufig gestellt. Allein von ihm bei fast jeder Begegnung. Sie störte, irritierte mich, denn was sollte ich antworten? »Schlecht«? Dann hätte ich die erneute Bestätigung gegeben für Symptome einer schwerstkranken Frau. Vielleicht sogar den Anlaß zu neuen Experimenten. Sollte ich sagen »gut«? So fühlte ich mich ja nun wirklich nicht, im müden Zustand einer grenzenlos verzweifelten Lage, in der es keinen Ausweg gab. Also antwortete ich nur selten darauf oder wich der Frage mit anderen Themen aus.

Am Samstag habe er mit meinen Eltern gesprochen, erzählte er mir einmal. Wie das Wochenende gewesen sei und was wir zusammen gemacht hätten, wollte er noch wissen. Daß ich mit ihnen in den Garten durfte und daß es schön war, erwiderte ich ihm. Dann wechselte ich spontan das Thema. »Ich war böse, weil ich Dummheiten gemacht habe, das mit der Polizei.« Ich redete mir anfangs den Psychiatrieaufenthalt als Bestrafung für meine Schandtaten ein beziehungsweise ich steigerte mich in den Gedanken, dem Bösen verfallen zu sein.

Die häufig quälenden Schuldgefühle, die mir daheim eingeredet worden waren, kamen immer aufs neue hoch. Sie belagerten mich wie tonnenschwere Lasten. »Ein böser Mensch bin ich und habe an allen Schwierigkeiten Schuld.« Solche Gedanken trieben mich noch tiefer in den Trübsinn. Herr Q. merkte sehr wohl, daß ich mit meinen Gedanken weit weg war, und fragte, was denn los sei und was in mir vorginge. Ich antwortete nicht, sondern starrte nur auf den Schreibblock, worauf er sich Notizen machte. Er forderte mich auf, ihm bis übermorgen ein Bild zu malen, mit allen Sachen, vor denen ich Angst hätte.

Ein andermal sollte ich mich bei Herrn Q. in seinen braunen Entspannungssessel legen, welcher die Lehne leicht nach hinten gekippt hatte. Er wollte mir Elektroden in die Handinnenflächen legen, die an ein kleines Gerät angeschlossen waren. Man könne damit messen, wie ruhig ein Patient im Moment sei, denn es regele das durch Piepstöne, erklärte er. Bevor ich bereitwillig mitmachte, denn Angst hielt mich spontan davor zurück, führte er es mir an seiner Hand vor.

Zeitweise mißtraute ich Herrn Q. und fürchtete mich vor ihm, hauptsächlich wenn seine Reaktionen auf mein sträubendes, aggressives Verhalten besonders streng ausgefallen waren. Nach solchen Aktionen schmerzten alle Knochen. Er schleifte mich beispielsweise an den Händen, mit noch einem anderen Arzt zusammen, über den langen Korridor, um mich dann mit nicht wenig Gewalt auf dem Bett zu fixieren.

Ein bißchen Halt. Ich freute mich immer sehr, wenn Steffi Nachtwache hatte. Wenn es zeitlich möglich war, unterhielt sie sich mit mir. Sie berichtete von ihrer Familie, die nur ein paar Kilometer entfernt wohne. Sie aber habe eine eigene gemütliche Dreizimmerwohnung. Ich erzählte Steffi, daß ich mit fünfzehn Jahren schon einmal für einige Monate in eine Psychiatrie mußte. »Ich wünschte, ich wäre frei und gesund wie du. Du hast es gut.« Sie tröstete mich, daß auch die Zeit für mich bestimmt komme. Ich solle geduldig abwarten. Wenn ich immer schön die Arzneien nehmen würde und tue, was die Doktoren sagen, dann brauche ich bestimmt nicht mehr lange hier zu bleiben. Steffi bot mir Schokoladenkekse aus ihrer blauen, ledernen Umhängetasche an.

Hinausdürfen. Hatte Steffi frei, nahm sie mich mit der Erlaubnis von Dr. R., dem neuen Stationsarzt, mit zum Stadtbummel. Wir blickten in Schaufenster und spazierten durch Kaufhäuser, wo Steffi sich nach Schallplatten und Büchern umschaute. Anschließend tranken wir bei ihr zu Hause Kaffee und aßen Kuchen dazu. Sehr gemütlich hatte sie es sich eingerichtet. Das bequeme Sofa paßte genau ins Eckchen neben ein Wandregal. Gegenüber stand der Fernseher und daneben, vor dem Fenster, ein Schreibtisch aus Teakholz zum Aufklappen. Helle Teppiche schmückten das Linoleum. An der linken Wand bei der Stehlampe stand ein Liegesessel. Teils benutzte sie ihn zum Lesen, teils auch beim Fernsehen oder als Schlafgelegenheit für Gäste.

Wir unterhielten uns über ihre Hobbys und ihre prächtigen Grünpflanzen, hörten dabei Schallplatten. Viel zu schnell verstrich die

Zeit. Wir mußten aufbrechen, zurück zur Klinik, wo Steffi mich pünktlich abliefern mußte.
Auch der Pfleger Gerd, aus dem selben Ort, nahm mich mitunter für zwei oder drei Stündchen mit nach Hause. Ich spielte gerne mit seiner jüngeren Tochter auf der Terrasse Tischtennis. Als die Familie eine kleine Gartenfete veranstaltete, durfte auch ich teilnehmen. Es war schön, für die Gäste aus einem Fäßchen Bier zu zapfen.
Nachdem Uschi, eine neue, schon ältere Schwester, in der Küche Brote für zwei bettlägerige Patienten bereitet hatte, blieben noch zehn Minuten Zeit, bis der große Essenscontainer mit dem Abendbrot kam. Alle anstehenden Arbeiten waren schon erledigt. Sie sprach und beschäftigte sich dann mit mir. Wie sehr genoß ich diese kleinen Zuwendungen. Wie gut sie taten. (Ich durfte sogar mal bei ihr im Dienstzimmer sitzen und ihre Hand halten.) Liefen Patienten vorbei und stellten Uschi irgendwelche Fragen, entstand dann ein kurzes Gespräch. Es wurden auch mitunter Worte über mich gewechselt. Ich sei ein liebes Kerlchen, meinten manche und streichelten mir mitleidig über das Haar. Solch ein Kommentar ärgerte mich nicht, im Gegenteil, ich empfand ihn als tröstende Zuwendung, die sogar etwas Stärkung gab.

Heimliche Neugierde. In unbemerkten Augenblicken nutzte ich solche Aufenthalte im Stationszimmer, um Blicke in den Papierkorb zu werfen. Vielleicht befanden sich darin wieder leere Medikamentenschachteln mit Beipackzetteln, welche »Waschzettel« genannt wurden. Unbemerkt nahm ich sie dann heraus und las später neugierig die Beschreibungen, wenn ich auch nicht einmal die Hälfte verstand. Auch mit heimlichen Blicken ins Stationsbuch wollte ich Dinge in Erfahrung bringen. Es interessierte mich, was da hineingeschrieben wurde, und sehr oft wurde über mich berichtet. Was bauschten manche Diensthabende da alles als »Vorkommnisse« auf!

Mitunter stellte man fast ein Monster dar, das richtig gezähmt werden mußte. Vor allem wollte ich wissen, was mit mir war und wurde! Ob vielleicht wieder neue Diagnosen erstellt oder Anordnungen getroffen worden waren, Entscheidungen, die mir weiter Aufschluß über meine Lage gegeben hätten.

Sich einlaufende Stupidität, das gemeine Psychiatriedasein. »Einundzwanzig, zweiundzwanzig, dreiundzwanzig«, so zählte ich meine Schritte, als ich auf dem langen Korridor spazierte. Das Muster vom Fußboden kannte ich nur zu gut. Mitunter begleiteten mich Schwestern und Pfleger ein paar Runden lang oder auch ein aufopferungsvoller Patient. Nicht selten wollte ich, wenn die Eingangstür geöffnet wurde, mit hinauslaufen. Manchmal rannte ich verbotenerweise einfach ins Dienstzimmer.

Tage, Wochen und Monate vergingen. Ich war inzwischen über sechs Monate hier. Die einzige Abwechslung, außer den wenigen Gesprächen mit Therapeuten, brachten die Mahlzeiten und für viele Patienten noch die Zigaretten. Ansonsten: ein dauerndes Warten von einem Essen zum nächsten, bis endlich der Abend nahte und man sich schon zeitig schlafen legte. Das Bett als Zufluchtsort. Meist fühlte man sich dort am wohlsten. Man hing die meisten Stunden bloß herum. Frust wechselte mit Verzweiflung oder völliger Teilnahmslosigkeit: Man hockte einfach nur da und starrte vor sich hin in die Leere, stupide, als hätte man keinen Geist zum Denken. Oder man wandelte über den Flur, hin und her und her und hin.

Wenn abends der Fernseher lief, hockte ich nicht dabei, denn ich konnte den Filmen nicht folgen. Die innere Ruhe fehlte. Andererseits war es so, als seien mein Denken und mein Fühlen betäubt, ja lahmgelegt gewesen, und als hätte sich mein Hirn von Zeit zu Zeit immer mehr geleert.

Leere Versprechungen und Hoffnungen. Beim Verabschieden versprach mir der Vertretungsarzt, daß ich sicher nicht mehr lange hierzubleiben brauche. Ich bedauerte, daß gerade er uns verließ. Genau das sagte ich ihm, denn er sei »ein lieber Doktor«. Ich hatte zwar bisher wenig mit ihm zu tun gehabt. Jedoch seine menschliche Art und seine verständnisvollen Anordnungen, neulich, als ich nach draußen zum Rauchen durfte, außerdem die hoffnungsvolle Äußerung zum Abschied, veranlaßten mich sofort, dieses Lob auszusprechen. Die Andeutung des Arztes auf meine sicher baldige Entlassung stimmte mich froh, sie brachte neuen Mut und Energie.
Ich überlegte selten, was ich sagte, plapperte und verhielt mich statt dessen spontan, so wie es mich gerade überkam. Auch diesbezüglich fehlte mir die Kontrolle, vielleicht auch etwas Verstand und Taktgefühl. Ich durchdachte nicht den Sinn von Sätzen. Außerdem kann und darf man nicht jedem Menschen gegenüber in der gleichen direkten Art antworten. Nur wenige können wirkliche Offenheit ertragen. Wenn man das nicht beachtet, handelt man sich dadurch Nachteile ein, und das passierte mir öfters.

Häufiger Personalwechsel. Der dauernde Wechsel des Personals wirkte sich nachteilig aus. Hatte man sich an jemanden gerade gewöhnt, eventuell zu diesem oder jener etwas Vertrauen aufbauen können, so ging sie oder er schon wieder weg an eine andere Anstalt. Die Neuen beanspruchten zusätzliche Zeit für ihre Einarbeitung und das Zurechtfinden auf Station, vor allem aber brauchten sie einige Zeit, alle Patienten kennenzulernen.

Ruhigstellung bis zur Fesselung. In einem unbemerkten Augenblick, während Wäsche auf breiten Holzwägelchen hereingebracht wurde, rannte ich aus der offenstehenden Tür, hinunter durch die Grünanlagen, Richtung Pforte. Jetzt abhauen und weg! Ich schlich

hoffend und bangend an der Rückseite des Pförtnerhäuschens vorbei und eilte aus dem rechten schmalen Tor den Gehsteig entlang, sah den Wald in weiter Ferne liegen. Ich konnte nicht schnell rennen. Schon nach wenigen hundert Metern hatte mich der Pförtner, ein Herr zwischen vierzig und fünfzig Jahren, eingeholt. Versuche, mich loszureißen, mißglückten. Er packte mich am Arm. Ich hielt mich klammernd am Zaungitter fest. Eine vorbeilaufende Passantin schaute sich mit neugierigem Blicken nach unserem Handgemenge um und holte, nach Aufforderung des Pförtners, Verstärkung. Drei Pfleger eilten zur Hilfe herbei. Ich kämpfte regelrecht um meine Freiheit, hatte jedoch keine Chance. Sie fuhren mich, mit festem Griff haltend, im Auto zurück und brachten mich zur Station. Der Psychologe und drei weitere Ärzte fesselten mich mit Gurten ans Bett. Danach verabreichten sie mir Injektionen. Der Oberarzt veranlaßte eine zukünftig noch höhere Dosierung. Außerdem herrschte er das gesamte Personal an, das mit blassen Mienen danebenstand. Sowas dürfte einfach nicht passieren, sie sollten gefälligst besser aufpassen und beobachten, daß ich nicht wieder weglaufe. Sie sollten sich mehr mit mir beschäftigen – und wenn sie mich nur über den Flur begleiten würden.
Nach mehreren Stunden band mich Uschi wieder los. Sie wirkte sehr erfahren darin, was man sofort merkte. Fast alle übrigen Kollegen entfesselten mich mit unterschwelliger Angst, daß ich aufs neue toben würde oder gar schlagen. Wenn Personal mir mit viel Angst begegnete, verstärkte das die meinige. Uschi hingegen zeigte keine Furcht. Sie trat mir zwar völlig pflichtbewußt, aber doch offen und vertrauensvoll gegenüber. Ich spürte ihre Sicherheit.

Was ging in Paula vor? Wochen später begann die nächste neue Schwester, Sigrid, ihren Dienst bei uns, während drei Praktikantinnen ganz aufhörten und auch nicht mehr aushilfsweise hier arbeiten wollten. Wenn Sigrid Zeit hatte, hakte sie mich unterm Arm ein, und wir liefen über den glänzend gebohnerten Korridor. Hin und wieder begleitete uns auch Paula, ein Neuzugang, an ihrer anderen Seite.

Wie alt mochte Paula sein? Schätzungsweise zwei, drei Jahre jünger als ich. Ich fragte nicht. Ihr trauriger, leerer Blick hielt mich davon ab. Sie antwortete selten, wenn jemand sie ansprach. Ausdruckslos und starrtraurig wirkten ihre blaugrauen Augen. Ganz selten bewegte sich der Mund und setzte zum Lächeln an. Sigrid trat uns sehr fürsorgend, mütterlich gegenüber. Nicht umsonst nannte ich sie bald »die Mutti«.

Ich stand gerade mit der Küchenhilfe am Eisschrank. Die Italienerin lebte seit eineinhalb Jahren in Deutschland, Fleiß und Zuvorkommenheit brachten ihr eine schnelle Beliebtheit. Wir beide verstanden uns gut und machten miteinander Späße. Fast täglich hielt sie für mich übriggebliebene Nachtische, Obst oder Fläschchen mit Fruchtsaft bereit. Sie deutete auf frische rotgelbe Äpfel, welche auf mehreren Glastellerchen neben dem Brotkasten standen, und bot sie mir an. Paula unterbrach ihre schleichenden Schritte und eilte herbei, um auch einen zu bekommen. Daß sie sehr lieb sei, meinte die Italienerin, als sie ihr einen besonders schönen Apfel gab.

Ich nahm Paula dann mit auf mein Zimmer, um ihr die neuen Buntstifte zu zeigen, die mir Mutter im letzten Paket geschickt hatte. Paula folgte meiner Aufforderung leider nur auf einen kurzen Sprung. Sie wollte umherlaufen, denn sie plagte eine besonders starke Nervosität und Ruhelosigkeit. Ihre Verschlossenheit erschwerte den Kontakt noch zudem.

Meine nackenlangen Haare wurden auf meinen Wunsch hin zur Igelfrisur abgeschnitten. Zum einen mochte ich solch kurze »Stacheln«, zum anderen vereinfachten sie die Pflege. Obendrein verhalf ein kurzer Haarschnitt zu unwillkürlichen Streicheleinheiten mancher

Schwester, was mir sehr gut tat. Als ich vom Friseur abgeholt wurde, begegnete uns Paula, die inzwischen alleine durch die Anlagen spazieren durfte. Sie blieb stehen und schaute mir mit weitaufgerissenen, tieftraurigen Augen ins Gesicht. Es sollte ein Abschiedsblick sein, den keiner erkannte.

Nein, ihr feigen Kühe! »Komm aus dem Gebüsch!« befahl unser Oberarzt. Ich hatte die Schwester zur Seite geschupst, als sie einem Grüppchen Besucher die Eingangstür aufgeschlossen hatte. Ehe sie sich versah, sprang ich hinaus und eilte die Treppen hinunter in den Garten. Dichte Fliederbüsche dienten als Versteck, um von meinen Verfolgern nicht erblickt er werden. »Nein, ich will draußen bleiben«, bat ich. Zu dritt zerrten sie mich zur Station. »Laßt mich los, ihr feigen Kühe!« schrie ich und konnte, als ihr Piepsgerät sie ablenkte, entkommen. Im Büro, unter dem Schreibmaschinentisch, suchte ich Versteck. Die dort arbeitenden Frauen sprangen von ihren Stühlen und riefen stotternd und winkend, einigermaßen entsetzt jedenfalls, den Doktor herbei. Als er mir sagte, daß vielleicht nachher noch jemand mit mir nach draußen ginge, forderte ich ihn auf, mich in Ruhe zu lassen, und rief: »Gestern wurde euer Versprechen auch nicht gehalten!« In Wutausbrüchen duzte ich alle Ärzte. Entweder ärgerten sie sich darüber oder überhörten es dezent.

Krisen der Verzweiflung und Wut. Drei Ärzte und Pfleger hielten mich auf einem Stuhl fest, der am Wandschrank gestanden hatte. Trotz wilder Gegenwehr fesselten sie mich um Bauch und Arme herum mit Gurten. Wie so oft fiel der angsterregende Satz: »Schwester ziehen Sie bitte eine Spritze auf!« Mein Gebrüll schwoll an. Ich schnaufte vor Wut, tobte dagegen und rang nach Luft. Der Stuhl kippte hin und her, so daß Herr Q. sich daraufstemmte, um den Lärm zu dämpfen. Da ich mich trotz der Injektion nicht be-

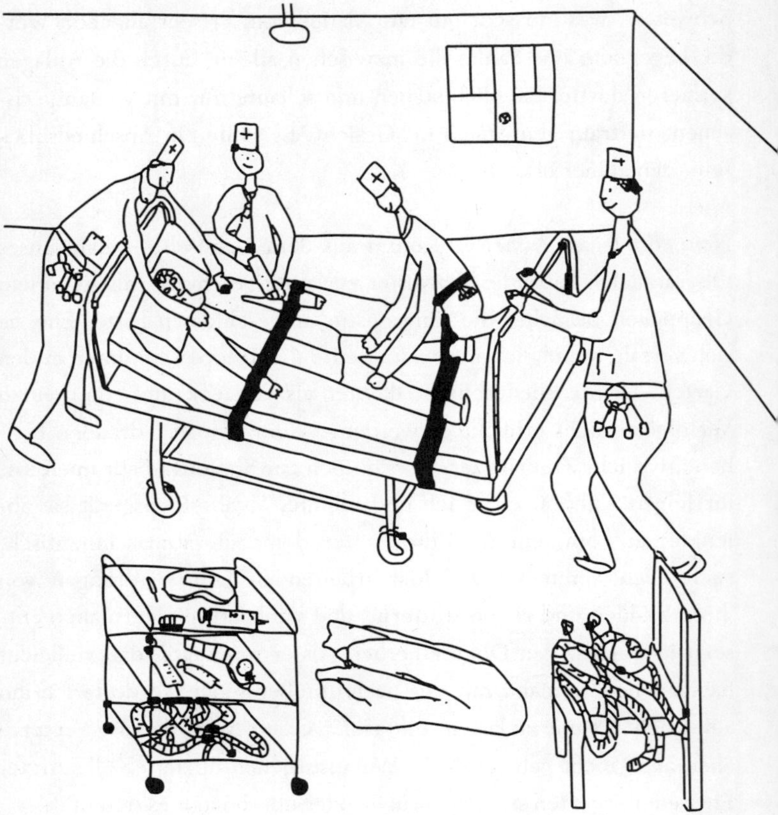

ruhigte, im Gegenteil sogar noch zorniger wurde, zerrten und schleiften sie mich auf das Bett, um mir Brust-, Bauch- und Fußgurte anzulegen. Herr Q. kniete sich auf meine Schulterblätter. Ein hinzugeeilter Arzt vom Nachbarhaus setzte sich auf beide Beine und stützte sich dabei mit den Ellenbogen gegen meine Oberschenkel. Ein Pfleger drückte beide Füße nach unten, Dr. S. fixierte den Kopf, und die Schwester schnallte die Riemen an, welche seit geraumer Zeit vorsorglich an meinem Bett befestigt worden waren. Abschnallen konnte ich sie nie, denn jede Schlaufe war mit einem Schloß versehen, das ausschließlich vom Personal mit Spezialschlüsseln geöffnet werden konnte. Ich tobte so, daß das Bett immer wieder gegen die Wand schlug. Das veranlaßte sie, es in die Zimmermitte zu schieben, bevor die gesamte Mannschaft den Raum verließ. Ich zappelte, kämpfte und schrie vor Zorn. Es fielen Schimpfworte, die man bis in den Garten hören konnte. Alles Toben nutzte nichts. Die Fesseln umgaben mich so eng und fest. Sie ließen sich nicht zerreißen, auch mit stärkster Kraft und Ziehen nicht. Die Bettrahmen waren aus massivem Holz, so daß sich kein Pfosten löste.

Ich mußte, wie schon so oft, aufgeben und mich damit abfinden, gefangen zu sein. Nicht mal kratzen konnte ich mich. Bis zum Kopf, etwa um Tränen vom Gesicht zu wischen, reichten die Hände nur unter enormer Kraftanstrengung. Alle Energien waren verbraucht. Matt, abgekämpft und verzweifelt lag ich da. Schultern und Oberschenkel schmerzten von all der Gewalt.

Draußen schien die Sonne auf schneebedeckte Hausdächer. Kinder hörte man aus weiter Ferne fröhlich spielen. Nicht weit vom Krankenhaus schmückte ein kleiner Hügel die Landschaft. Den benutzten Buben und Mädchen im Winter zum Rodeln.

Es kam vor, daß ich einfach aus Verzweiflung wieder nach den Eltern rief. Ich versprach reuevoll, nie wieder böse zu sein und nie wieder mit Heinz zu streiten. Auch würde ich immer ganz viel helfen, das Geschirr abwaschen und alle Böden putzen, wenn sie wollten sogar das ganze Haus. Solche Momente der Verzweiflung und des Bittens verstärkten meine Schuldgefühle, den »Wunsch«, mich für alles verantwortlich zu machen. Sonnenseiten zu Hause ragten plötzlich überwältigend heraus.

Wieso rief ich trotz der großen Entfernung nach meinen Eltern? Doch, ich wußte es genau, auch wenn ich verwirrt schien, ich war halt sehr traurig, fühlte mich in einer ausweglosen Situation. Ich suchte einen Halt, vielleicht auch nur die Flucht und Ablenkung von der Realität. Ich wollte nicht wahrhaben, plötzlich so hilflos und ausgeliefert zu sein, von anderen total überrumpelt. Inmitten solcher Überlegungen durchschauderte mich eine unsagbare Angst und Panik. Was nutzte das Ankämpfen gegen eng umschlingende, beklemmende Riemen?

Ich war froh, wenn ich nach Fixierungen Spritzen bekam, und hoffte dann, schlafen zu können, um den Zustand in bewegungsunfähiger Haltung nicht bewußt über viele Stunden ertragen zu müssen. Wenn auf mein Rufen keiner kam, mußte ich mit aller Kraft den Urin zurückhalten. Hatte ich Glück, kam nach einiger Zeit jemand und brachte eine Bettpfanne. Selten wurde ich entfesselt, um auf die Toilette gehen zu können. Das zweite Problem für mich war, daß es lange dauerte, bis ich überhaupt Urin lassen konnte. Die krampfende Aufregung erschwerte das. Manchmal ging es gar nicht. Unter Schmerzen hielt ich aus, bis zur Befreiung. Nach einer halben Stunde Kämpfen und Randalieren dämmerte ich in tiefen Schlaf. Als Steffi mich nachts losband, um mich aufs Klo gehen zu lassen, flüsterte ich ihr anschließend, ehe ich mich, wie vorher versprochen, ihrer Dienstpflicht fügte und wieder angurten ließ, erleichtert ins Ohr, daß sie lieb sei. Schon früh am Morgen erwachte ich und horchte dem Zwitschern der Vögel zu. Große Erleichterung fühlte ich dann, als ich zur Frühstückszeit von den Gurten befreit wurde und endlich Arme und Beine wieder richtig bewegen konnte.

Das Bett, mein Zufluchtsort. Weihnachten verbrachte ich die meiste Zeit im Bett. Schon beim Feiern im geschmückten Saal, wo es nach Mandeln, Lebkuchen und Tannen duftete, und erst recht als Lieder gesungen wurden und ein kleiner Chor auftrat, da kam Traurigkeit auf. Ich dachte an daheim und an gemeinsame Stunden vor dem Christbaum mit seinen leuchtenden Kerzen, wohltuender Duft und Wärme strahlten in die Stuben aus; ich dachte, an unsere Bescherung und das anschließende gute Essen. Ich fühlte mich allein und verlassen, obwohl der Besuch meines Vaters am zweiten Weihnachtstag bevorstand. Das Bett war meine Zuflucht. Auch von Feiern auf der Station hatte ich mich zurückgezogen. Kerzen und festlicher Schmuck hatten mich weder erfreut noch berührt. Ich nahm alles bloß teilnahmslos hin.

Kontakt zu Patienten. Der nette, ältere Patient mit den silberglänzenden Schläfen und dem Vollbart kam mir entgegen. Er begleitete mich des öfteren auf »Korridorwanderungen«. Er erzählte mir von dem anstrengenden Gespräch heute mit Dr. R.: Es drehte sich mal wieder um die Familie, und er habe ja schon erzählt, daß seine Frau die Scheidung eingereicht hätte und daß ihr wahrscheinlich die gemeinsame Tochter zugesprochen werden würde. Ich hatte mitgekriegt, daß der Herr alkohol- und tablettenabhängig gewesen war. Er hatte die ersten Tage hier ein schweres Delirium durchlitten. Es war so bedrohlich, daß seine Sitzwache laufend nach Ärzten rufen mußte und alle bangten, ob er es überleben würde. Ich sagte, daß er mir sehr leid täte und ich ihm gerne helfen würde. Er legte seine Hand auf meine Schulter und meinte, daß wir halt beide hoffen müßten und daran glauben, daß wir eines Tages die Klinik verlassen können und dann auch mit den Schwierigkeiten im alltäglichen Leben fertig werden.

Sucht. Völlig betrunken hatte man eben diesen Patienten nach dem letzten Ausgang abgeliefert. Nicht mal mehr alleine laufen konnte er und mußte gestützt werden, um nicht hinzufallen. Er war früher leitender Arzt für innere Krankheiten gewesen. Familiäre Probleme, mit denen er alleine nicht fertig wurde, unterdrückte er und betäubte sich durch Alkohol und Tabletten. Schon als Kind litt er unter Leistungsdruck, seine Eltern zwangen ihn zum Arztberuf. Im Eheleben blieb er immer der »kleine Junge«, zu schwach, um sich gegen den neuen Druck zu wehren. Mit der Zeit verdrängte er immer öfter Wahrheit und Wirklichkeit mit seinem Griff zu Betäubungsmitteln. Je mehr er das tat, um so intensiver verlangte sein Körper danach. Je mehr er verdrängte, um so tiefer gruben sich sein seelischer Kummer und Schmerz. Am Ende sackte er ganz ab, konnte nicht mehr ohne Betäubung leben, war so fertig, daß eine Einweisung ins psychiatrische Krankenhaus unumgänglich wurde. Schon seit zwei Jahren war er deshalb, mit Unterbrechungen wohl, in Kliniken. Er nutzte jede Gelegenheit, um sich Alkohol zu besorgen. Plagten ihn anfangs vor allem familiäre Konflikte, von denen er zwar jetzt räumlichen Abstand hatte, die aber nicht »vom Tisch« waren, so kamen nun immer wieder die Verzweiflung und Resignation des Kliniklebens dazu.

Unter seiner Flucht in Alkohol, Tabletten oder andere Rauschmittel litt so mancher Patient schon über Jahre. Die Hände zitterten dann. Man bemerkte Verwirrtheit, Gehirnzellen schienen von den Alkoholmengen schon sehr angegriffen zu sein, besonders das Gedächtnis ließ nach. Abhängige kannten alle Tricks und Wege, um an ihre »Droge« zu gelangen. »Flachmänner« wurden vom nahegelegenen Kiosk hereingeschmuggelt, wenn nicht von ihnen selbst, dann durch andere. Alkohol, das ein und alles, der vermeintliche Trost! Beim Erwischen wurden natürlich alle diese »Schwächen« abgestritten oder abgeschwächt. Die Alkoholiker suchten nach Ausflüchten, selbst wenn ihre Schnapsfahnen nicht zu »überriechen« waren oder sie in taumelndem Gang Halt ertasten mußten, um nicht umzukippen. Es dauerte mitunter Jahre, bis einzelnen geholfen werden konnte. Durchgemachte Therapien, auch solche in speziellen Entzugskliniken, waren nur der Anfang. Außenstehende verstanden selten, daß Alkohol-, Tabletten- oder andere Rauschmittelsüchte keine Schande waren, die man aus Scham leugnen mußte, um nicht verachtet zu werden, sondern eine Krankheit. Die Mittel gaben Befriedigung, um über Jahre verinnerlichte und unterdrückte Probleme aushalten zu können. In der Therapie hatte man Anstaltsschutz, jeglicher Alkohol war verboten. Bei Ausflügen wurden keine derartigen Getränke angeboten. Auch gab es Gruppen, mit deren Hilfe man lernte, innere Konflikte auszusprechen, gemeinsam darüber zu reden und sie zu verarbeiten, Ängste abzubauen. Man lernte Selbstvertrauen und Selbstachtung, sich und seinen Körper wieder zu mögen, sich behaupten und in fremden Kreisen »Nein« zum »Stoff« zu sagen. Doch danach, draußen im Alltag, sah das Leben ganz anders aus. Man mußte erneut, wenn auch gefestigter, selbst Verantwortung tragen, nicht nur für sich, sondern auch in der Familie wieder oder im Beruf. Man durfte in Streßsituationen und Konflikten, die man vorher mit einem Schnäpschen hinunterschluckte, nicht wieder zur Droge greifen. Wurde bei Feiern in fröhlicher Runde mit Sekt angestoßen, mußte das einmal gefaßte »Nein« bestehen bleiben. Allein der erste heimliche Schluck, von wegen: »es merkt ja keiner«, »ist doch nur ein einziges Mal, ich bin ja schließlich jetzt schon ein Jahr trocken«, bedeutet eine große Gefahr, rückfällig zu werden, den ersten Schritt dazu.

Diese ganzen Entschuldigungen für das Gewissen nutzen gar nichts. Man fällt wieder in seinen alten Trott. Man will ja, daß keiner etwas merkt, also wird ab und zu heimlich etwas getrunken und danach werden Pfefferminzbonbons gegen die »Fahne« genommen. Oh, welch erleichterndes Gefühl, wie toll! Es zeigen sich plötzlich neue Kräfte: Scheinkräfte. Solche Erlebnisse verleiten, öfters und öfters zum Alkohol zu greifen, und schon gelangt man schnell zurück in die Abhängigkeit. Das alte Leid hat sich dann erneut eingeschlichen, was man im Grunde nicht will, dem Körper jedoch »so gut tut«, wogegen Ankämpfen so schwer fällt. Zuletzt schafft man es nicht mehr, loszukommen. Die Sucht bringt außerdem großen Kummer, Streit und Konfrontationen mit der Umwelt, mit der Familie, Freunden, die Arbeitsstelle kann verlorengehen. Ob weitere Therapien die Wunden heilen? Ob sie helfen? Letztlich kann jeder den größten, den entscheidenden Schritt nur mit eigenem Willen tun. Gutes Zureden und Helfenwollen von Mitmenschen ist nur bedingt sinnvoll und hilfreich, jeder Zwang richtet doch nur wenig aus.

Verhaltensweisen. Frau C., die schon länger auf dieser Abteilung war, hatte kurze, erwartungsvolle Blicke zum Speisesaal geworfen, ob nicht inzwischen das Essen bereitstünde. Sie litt unter Ängsten und Wahnvorstellungen. Trotz der Erlaubnis, allein in den Garten gehen zu dürfen, traute sie es sich selten zu. Aus Furcht, vergiftet zu werden, verweigerte sie zeitweise Speisen beim Essen oder auch Naschereien von Mitpatienten mit strikter Ablehnung. In der Mittagsruhe lief ich zu ihr ins Zimmer. Wegen meiner großen Müdigkeit lieh sie mir ihr Bett zum Schlafen. Sie las solange am Tisch ein Buch oder bastelte. Monate später bewohnten wir den Schlafraum zusammen, unterhielten uns und hörten Musikkassetten auf meinem Recorder. Einmal versuchte ich heimlich, einen Arzt im Gespräch aufzunehmen. Danach mußten wir sehr lachen. Leider verstand man den Doktor akustisch kaum.

Ich erblickte unsere neue Patientin erst, nachdem andere schon von ihr erzählt hatten. Mit Ende Zwanzig spielte sie noch eifrig mit Puppen und malte Bilder wie ein Kind. Sie befestigte ihre Werke mit Klebestreifen an den Zimmerwänden und an der Tür. Schreiben und Lesen konnte sie nur stockend. Das Personal mußte ihr beim Waschen und Anziehen helfen. Nicht nur das unterschied mich gewaltig von ihr, sondern auch ihre Zufriedenheit und ihr Glücklichsein. Sie bekümmerte oder bedrückte weder die Klinikatmosphäre noch das

Eingesperrtsein. Sie lebte ohne Sorgen in den Tag hinein und tat ganz selbstverständlich, was ihr gesagt wurde. Ich bewunderte das sehr und wünschte, in ihrer Haut zu stecken. Obwohl zwischen uns beiden der Kontakt wuchs, blieb er doch oberflächlich, weil mir die Ausdauer, die Geduld zum Mitmachen fehlte.
Eine betagte Dame wurde von ihrem Sohn zur Wiederaufnahme gebracht. Inzwischen war sie zum Pflegefall geworden und schien recht verwirrt. Während man sich vorher mit ihr hatte unterhalten können, lag sie jetzt vorwiegend im Bett, teilweise unansprechbar, weil sekundenlange Bewußtseinsstörungen eintraten. Beim Erwachen wußte sie dann vom Gespräch zuvor nichts mehr. Das muß furchtbar für sie gewesen sein, denn danach weinte sie immer bitterlich, wirklich herzzerreißend.
So erlebte ich Patienten, die kamen und wieder entlassen wurden, nur ich blieb immer zurück.

Eine Sorge unterbricht die Trance. Im nachhinein erfuhr ich aus Danielas Briefen und durch eindringliches Fragen bei Vaters Besuchen, daß Dunja an Magersucht erkrankt sein sollte. Sie würde kaum noch Nahrung zu sich nehmen, sei sehr abgemagert, schwach und läge fast nur noch im Bett. In einem Therapiezentrum würde ihr jetzt allerdings gut geholfen. Der Zustand bessere sich dort, sie bekomme wieder Kraft zu gehen. Allmählich trieben Hungergefühle sie wieder, die Mahlzeiten einzunehmen, wenn auch nur in kleinen Häppchen.
Wieso hatte ich davon nicht eher erfahren? Warum erzählte Dunja nichts beim letzten Besuch? Was war mit ihr? Keine Anzeichen für Essensunlust waren mir aufgefallen. Schmal war Dunja ja schon immer, oder hatte ich sie überhaupt nicht mehr richtig registriert, angeschaut? Fehlten im Tranceleben »Augen« zum Erkennen derartiger Symptome? Das alles erregte mein Mitleid, es sprudelte in Wellen empor.

Mit Dunja hatte sich durchs Briefeschreiben, durch häufige Telefonate und außerdem durch ihre, für die weite Entfernung vielen Besuche eine tiefe innere Beziehung entwickelt. Warum bloß hatte mir Dunja nichts vorher anvertraut? Fehlte ihr die Kraft? War sie nicht in der Lage dazu? Oder wollte sie mich nicht belasten? So gerne hätte ich ihr geholfen.
Das Wort Magersucht brauste wie wilde tobende Stürme in mir. Meine Freundin Gerlinde war daran gestorben. Ich sah sie in Gedanken mit ihren langen seidigen Haaren und dem überaus hageren, schmalen Gesicht vor mir. Ihr Körper zeigte deutlich die Konturen der Knochen. So sollte Dunja jetzt auch aussehen? Im Grübeln schauderte Furcht und durchstöberte mich beißend. Außerdem beklemmte mich noch das Mißtrauen, was und wieviel Vater wirklich sagte. Aus weiter Ferne und noch dazu eingesperrt, waren mir die Hände gebunden. Ich konnte ihr nicht helfen.

Starker Gefühlswechsel auch anderswo. Besuche von Vater oder Geschwistern brachten neue Zuversicht, denn meistens durfte ich mit ihnen das Klinikgelände verlassen. Vater erzählte, daß Mutter sich zur Stabilisierung ihres labilen Nervenzustandes in einem Sanatorium befinde. Er kam alle paar Wochen und fuhr dann mit mir meist in die Stadt zum Bummeln. Dies durchtrennte das sonst stur gewohnte Dahinvegetieren. Innere Lebensgeister erwachten. Ich begann, am Leben wieder teilzunehmen. Wenn mich auch mein gedämpfter Zustand daran hinderte, so versuchte ich doch, draußen nicht aufzufallen. Die Außenwelt sollte nicht wissen, was los war, ich schämte mich in meiner Lage.
Vater erfüllte mir jedesmal meine Wünsche: ein Radiogerät, eine Mundharmonika oder Elektronikspiele, alles Sachen, die mir viel Freude machten. Zu Mittag aßen wir im Restaurant. Meine Medikamente, außerdem noch Bedarfsarznei, die ich auch im Krankenhaus

bei Unruhe oder Zittern einnehmen mußte, hatten wir mitbekommen.
Ich flehte so oft, daß sie mich doch bitte endlich aus der Klinik holen sollten. Vater lehnte das ab. Er versuchte statt dessen, mich durch »alte« Späße aufzumuntern, sprach von der »Depotspritze von Polly«, so nannten wir früher eine Klassenkameradin, »in den Popo«, oder sagte »Hoppla, aber hoppla gehts jetzt in die Hoppla!« Er wußte, das brachte Spaß und heiterte meine tiefgesunkene Stimmung auf. Es verhalf zum Lachen, das mir mitunter wochenlang vergangen war. Vater befand sich zwar wie früher vorwiegend weit weg in Gedanken, gab sich aber Mühe teilzuhaben. Er antwortete gezielter auf meine Ansprache. Nur leider in unpassendem Ton, denn er redete derart mitleidig mit mir, daß er mich regelrecht in die Rolle der deprimierten Kranken trieb. Schon früher zu Hause beobachteten wir, wenn es jemandem von uns nicht gut ging, jemand krank war oder weinte, daß Vater plötzlich ein offenes Ohr hatte. Mit Zeit, innerer Ruhe, Hingabe und Zuwendung pflegte und bemutterte er einen dann. Sonst freilich spürten wir eher seelische Härte und Druck.
Nach den Stadtbesuchen kam Vater immer noch mit in mein Zimmer auf Station. Schon nach etwa fünf Minuten ging ich lieber hinaus auf den Flur. Ich wollte nicht bei Vater sitzen bleiben, fand es viel zu langweilig und öde mit ihm. Daß er entweder schwieg, versunken in seiner Gedankenwelt, oder auf mich einredete und mir Sachen vorschrieb, das nervte mich sehr. Das Personal fragte mich mehrmals, wieso ich denn nicht beim Vater bliebe? Sie wunderten sich, weil er ja doch nur alle paar Wochen kommen konnte.

Willenlosigkeit. Sie wollten mein Moped verkaufen, da es daheim im Weg stünde. Daß ich es wohl nie mehr wieder selbst fahren könne, wenn überhaupt, dann vielleicht nach vielen Jahren, hängte

Vater zögernd, zum Trost, seinem bedrückenden Satz an. Diese Äußerung tat weh, denn ich hing sehr an meinem Moped. Irgendwie reagierte ich trotz aller Enttäuschung sehr gefügig, ja einsichtig, was es früher so nie gegeben hätte. Mir schien jetzt alles ganz egal. Das Bedürfnis, Wünsche oder Bitten durchzusetzen, war verlorengegangen. Es fehlte mir ja schon an Kraft, mich bei Maßnahmen zu wehren, die drinnen auf Station verlangt wurden, wie aussichtslos war alles dann erst draußen.

Daß ich wohl mein ganzes Leben Psychopharmaka einnehmen müsse, sagten sowohl Vater als auch das Klinikpersonal. Wenn ich Glück hätte, würden die Dosen nach Jahren etwas reduziert. Ich würde wohl nie alleine leben und mich selber versorgen können, bräuchte wohl immer Menschen, die sich um mich kümmern und mich pflegen.

Mutter, Dunja und Daniela verhielten sich zurückhaltender mit solchen Aussagen, um mir nicht total den Mut zu nehmen. Sie reagierten rücksichtsvoller, weil sie wußten, wie oft mich Fragen nach der Zukunft beschäftigten. Sie wollten keine Angst verbreiten. Aber niemand glaubte an meine Gesundung und wiederkehrende Selbständigkeit.

»Die Schwerkranke«. Es tat weh, wenn Vater im Beisein von irgendwelchen Leuten, mitunter ganz fremden Passanten, Äußerungen bezüglich Ärzten oder Kliniken fallen ließ, mich wie unzurechnungsfähig krank behandelte und dabei mitleidig bemutternd auf mich einredete. Manchmal gab es Augenblicke, in denen ich mich als volle Versagerin fühlte, die mit »super Gesunden«, denen es wohl allen gut ging, nicht standhalten konnte und weit unterlegen war. Ich wäre gerne aus meiner Haut geschlüpft oder einfach weit weggelaufen. Wie oft sehnte ich mich nicht nur nach äußerlichen Freiheiten, sondern auch danach, allen Ängsten, Zwängen, dem

Wahn und der Dumpfheit, eben der gesamten Misere entfliehen zu können. Ich träumte, ein neues Leben anzufangen, weit weg, wo mich keiner kennt, in einem fremden Land. Doch hätte das wirklich geholfen? Hätte ich nicht eine Flucht begangen, die inneren Probleme und den Kummer bloß an einen anderen Platz verschleppt und sie dort auf ähnliche Art und Weise dann doch erlebt? Mußte jetzt nicht erst die Seele wieder in geregelte Bahnen gelenkt und befreit werden? Brauchte sie nicht zuerst Ordnung, frische Kraft und Stärke, um sich im äußeren Leben zurechtzufinden? Andererseits: Waren denn dieser Käfig und diese ganze Atmosphäre mit all ihren Zwängen der richtige Ort dazu?
Nahmen derartige Situationen überhand, flüchtete ich zurück ins Deprimiertsein, in die Symptome der Schwerkranken, und ließ mich hängen: Es würde ja sowieso keinen Ausweg geben, und ich würde immer gefangen bleiben.

Warum hat Paula das getan? Paula war spurlos verschwunden. Alle hatten ohne Erfolg nach ihr gesucht. Beim Polizeirevier wurde eine Vermißtenmeldung aufgegeben. Am folgenden Tag berichtete Dr. R., daß Paula sich das Leben genommen hätte. Sie habe sich nachts auf die Zugschienen gelegt, um zu sterben. Warum hat sie das nur getan, warum? In mir stiegen Schrecken, grenzenlose Verzweiflung, Trauer, stieg aber auch Wut auf. Warum hat der Pförtner sie hinausgelassen? Warum wurde nicht besser aufgepaßt? Paulas Suizidgedanken waren ja schließlich bekannt. Sie hatte schon einen oder zwei Versuche hinter sich. Nein, ich konnte und wollte es nicht begreifen. Ich war wie gelähmt, nicht einmal weinen konnte ich. Ich stellte mir vor, wie Paula ausgesehen haben muß, das schreckliche Bild ihres zerstörten Körpers. »Paula friert, Paula weint«, stammelte ich und drückte damit die inneren Wunden und die seelische Erschütterung aus. Daß sie nicht weine, sondern es ihr jetzt besser gehe, Paula jetzt glücklicher sei, als wir sie gekannt hatten, damit versuchte mich Sigrid, die »Mutti«, zu beruhigen und nahm dann beim Gang über den Flur meinen Arm zum Unterhaken. Dabei beobachtete ich »Muttis« Tränenunterdrücken. Eine kullerte ihre gerötete Wange hinunter, die sie sofort mit dem weißen Stofftaschentuch aus ihrer Kitteltasche abwischte. Viele Wochen litt ich derart unter Paulas Tod, daß ich mich total ins Weggetretensein, weit von meiner Umwelt entfernt, verkroch.

Nebenwirkungen. Trotz matten Gedämpftseins raffte ich mich wieder auf, um beim Laufen meinen Kreislauf in Schwung zu kriegen. Merkwürdig, alle Glieder fühlten sich so fremd an. Ich spürte meine Bewegungen kaum, als sei der ganze Körper betäubt. Im Mund plagte mich eine unangenehme Trockenheit. Größere Schwierigkeiten hatte ich beim Wasserlassen, Schweißausbrüche übermannten meinen Körper zwischendurch. Dinge genauer anzusehen, machte mir Probleme. Beim Lesen verschwammen die Buchstaben. Die Augen taten weh und brannten, bloß verschwommen erkannte ich die Umrisse von Gegenständen. Fast jeden Morgen beim Aufwachen war mein Kopfkissen naß von Speichel, weil sich der Mund während des Schlafens öffnete. Ich hatte besonders nachts Schwierigkeiten, durch die Nase zu atmen.

Plötzliche Zwänge. Es breiteten sich in mir Zwänge aus, etwa der Zählzwang. Alle Dinge, etwa die Muster von Tapeten, Kacheln und die Kästchen des Linoleums, mußte ich vorwärts und rückwärts zählen – oder einfach meine Schritte, dabei mit den Fingern schnipsend. Ich mußte meinen Wecker auf dem Nachtisch genau waagrecht zur Kante hinstellen, ebenso den Block und die Spielsachen. Die Handgriffe mußten in geraden Zahlen ausgeübt werden. Wenn ich das Licht einschaltete, so mußte diese Aktion mehrmals geschehen, in bestimmtem Rhythmus, oder Schranktüren mußten mindestens zweimal auf- und zugeschlossen werden. Tat ich dies nicht, plagte mich der Druck, es würde womöglich etwas Schlimmes geschehen. Die Angst, was das denn sein könne, war unbestimmbar, aber ich fühlte mich gedrängt, es wieder und wieder zu tun. Selbst wenn dieses Muß lange dauerte, ja anstrengte, war ich zu schwach, um es zu besiegen.

Ein bißchen Trost fand ich beim Beobachten einer Mitpatientin, welche mit sehr schweren Zwängen, die sie magisch festhielten, kämpfte. Sie stand jede halbe Stunde am Waschbecken, seifte ihre Hände immer wieder von neuem ein. Wollte sie endlich weggehen, schien es, als halte sie jemand Unsichtbares fest und dränge sie erneut. Selbst wenn die Frau längst zum verabredeten Spaziergang mußte, hinderte sie der Waschdrang, pünktlich am Treffpunkt zu sein. Die Haut ihrer Hände war schon richtig dünn und blaß geworden.

Versuchsobjekt zum Experimentieren? Einerseits stellte die Medizin mich ruhig, andererseits verwirrte sie mich und rief Symptome von Apathie, Halluzinationen, Kreislaufstörungen, von Zwängen und fast täglichen Ängsten, verbunden mit Autoaggressionen, hervor. Mein Körpergewicht nahm zu, was meine Bewegungsunlust noch verstärkte. Es war alles egal, ich stumpfte gegenüber der Umwelt ab. Wegen dieser Symptome rätselten die Ärzte noch mehr, probierten verschiedene Medikamente aus und erstellten weitere Diagnosen. Ich fühlte mich bald als Versuchsobjekt, ein Mensch, über den bestimmt wurde und der für Experimente gut geeignet war: Wenn er sich die »eingegebene Programmierung« nicht gefallen ließ, dann gab es halt Betäubung, damit er Ruhe hielt.

Anfangs kam ich in die Psychiatrie mit Angstzuständen, Verhaltensstörungen, Ärger und Konflikten zu Hause. Ich war seelisch völlig fertig. In den Kliniken wurde ich gefangen, wie ein Tier im Käfig gehalten, von der Außenwelt abgeschnitten, mit Medikamenten betäubt, erst dort zum schwerstkranken Patienten gemacht. Die Dosierung und die Arten der Medikation wechselten: mal mehr, mal weniger, mal dies, mal jenes. Mitunter dosierten Doktoren so hoch, daß ich fast in Bewußtlosigkeit sank. Einmal verordneten sie sogar eine Sitzwache und leuchteten mir mit ihrer metallenen Stablampe in beide Augen. Ständig kontrollierte die Schwester meinen Puls und Blutdruck. Dachten sie plötzlich, mein Kreislauf bräche zusammen, oder ich würde die Dosis nicht überleben? Ich konnte mich nicht wehren gegen die Injektionen, dreimal täglich zusätzlich. Von Tag zu Tag hatte ich stärkere Schmerzen an den Einstichstellen. Sie entzündeten sich, wurden ganz hart und schwollen an. Zwei Wochen später wollte es der glückliche Zufall, daß Uschi Dienst hatte und sie mir diese intramuskuläre Spritze verpassen sollte. Sie bemerkte die dicken Schwellungen gleich und erschrak. »O je, wie sieht das denn aus? Das tut doch sicher sehr weh. Warum haben das denn die Kollegen nicht gesehen? Nee, so geht das nicht weiter!« schimpfte sie. Uschi ließ den Inhalt der Spritze einfach auf den Boden neben den Nachtisch laufen und salbte mich stattdessen dick ein. Sie redete dann sofort mit dem Arzt, daß diese Injektionsqualen abgesetzt würden.

Bittere Ergebenheit. Ein anderes Mal, als mir die Zigarette im Freien wieder einmal verneint worden war, sie müßten noch Patientenberichte schreiben, könnten also nicht mitgehen, und allein dürfte ich nicht, da entwendete ich einfach einen Schlüsselbund. Als mir der Fluchtweg zur Tür verstellt wurde, »versteckte« ich mich unter dem Verbandstisch neben dem Notfallgeräteschrank. Darin befanden sich Sauerstoffflaschen, Notfallbesteck, Infusionsflaschen, Spritzen usw. Ich war bockig und schrie, als Gewalt angewendet wurde. Es wurden auch schnell alle gerade freien Ärzten telefonisch »zusammengetrommelt«, was mich noch wütender machte. Herr Q. kam gerade soeben von einer Besprechung zurück. Er hörte schon mein Schimpfen, außerdem riefen sie ihn lauthals herbei. Ich rannte um den langen Tisch durch den Raum. Das Personal starrte mich fassungslos an, Herr Q. versuchte, mich einzufangen. »Nun halten Sie Vera doch fest!« fauchte er außer Atem.

Mit Gurten wurde ich am Heizkörper festgebunden. Obendrein gab es eine Spritze. Ich zitterte am ganzen Körper, war nur noch Zorn und Angst, kämpfte gegen Fesseln, Machtlosigkeit und Ergebenheit an. Ich zappelte und schnaufte, bis mich Schwindel übermannte. Ich schrie schon längst nicht mehr, denn mir fehlte die Kraft. Körper und Glieder krampften zusammen, zitterten nur noch. Nachdem die Ärzte, Herr Q. und das restliche Personal sich im Halbkreis gaffend um mich postiert hatten, setzten sie sich an den Tisch, tranken Kaffee und aßen genüßlich Kuchen dazu. Mitunter schauten sie mir zu und lachten. Es fielen spöttische Bemerkungen. Das brachte mich erst recht wieder in Wut und deprimierte mich doppelt in der ausweglosen, miesen Lage. Feige, mit fünf Mann, hatten sie es geschafft, und jetzt machten sie sich noch lustig über mich! Am liebsten hätte ich alle angespuckt, aber dazu war ich nicht mehr in der Lage. Alles konnten sie jetzt mit mir machen. Ich war total ausgeliefert. »Nicht mal wehren kann ich mich, wenn sie mich schlagen«, dachte ich.

»Verhalte dich ruhig, sonst bricht noch die Heizung aus der Wand«, so hatte einer der Doktoren, sich über mich lustig machend, gealbert. Aufbegehrende Gedanken, wie: »Wenn ich wieder los bin, bist du dran, du feiger Depp, dann zeig ich dir mal, was weh tut!«, waren sinnlos. Ich zog eh immer den kürzeren. Denn einmal angenommen, man wehrte sich bei einem Arzt und wurde laut, eilten gleich zwei oder drei weitere Betreuer zur Unterstützung herbei. Man unterlag in jeder Situation.

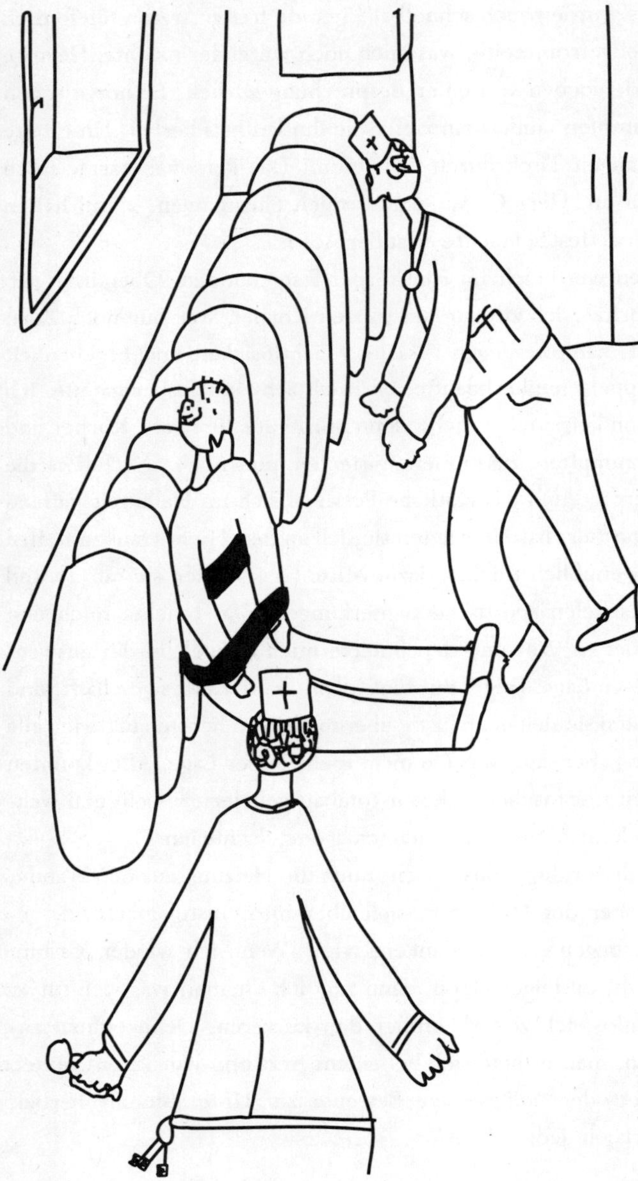

Auf dem Flur laufende Patienten, die sich ans Fenster gestellt hatten und ins Zimmer starrten, wurden weggeschickt mit der Begründung, ich wäre wild gewesen. Leute, die derartige Aktionen mitbekamen, kümmerten sich dann auch nicht weiter, hatten selbst genug Probleme und wollten keinen Ärger mit dem Personal. Die meisten jedoch nahmen solche Situationen aufgrund ihres schlechten Gesundheitszustandes gar nicht richtig wahr. Etwa eineinhalb Stunden später, nachdem auch die Injektionen längst gewirkt hatten, ich nur noch matt und k. o. mit krummem Buckel im Gurt hing, wurde ich vom Heizkörper befreit. Wehe, wenn ich nicht gehorchte, dann geschähe dasselbe wieder, drohten die Doktoren.

Beschäftigungstherapie. Herr B., ein Angestellter aus der Beschäftigungstherapie, führte mich durch seine Räumlichkeiten. Er erklärte mir, daß man dort unter Anleitung basteln, weben, mit Holz arbeiten, töpfern und malen könne. Wir sahen Leute, fleißige Leute, an Werkstücken arbeiten. Sie winkten uns zu.
Dann gingen wir in einen Raum nebenan. Es lagen da Turnmatten verstreut am Boden. In der hinteren Ecke standen aufgestapelte Stühle. Herr B. forderte mich auf, mit Stiften an die Wände zu malen. Erst schaute ich ihm zu, blickte dann starr nach oben zur Decke, bis ich anfing, Polizei, Hände und Pistolen zu malen. Warum ich denn so traurige Dinge male? Ich solle lieber etwas Schönes, Bäume, Blumen oder spielende Kinder malen. Ich hatte dann keine Lust mehr, nahm den weißen Fußball aus dem Regal und warf ihn mehrmals fest auf den Boden. Herr B. forderte mich auf, ihm den Ball zuzuwerfen, denn er wolle gerne mitspielen. Nach weiteren zehn Minuten brachte er mich auf die Station zurück, denn er müsse gleich zur Gesprächsgruppe. Ob wir morgen wieder Ballspielen würden, drängte ich ihn erwartungsvoll, was er jedoch nicht versprechen konnte.

Mein Drang ins Versteck und zur Flucht. Nachdem ich mit Herrn B. im Werkraum Bastuntersetzer gefertigt hatte, spazierte ich durch die Anlagen und genoß die frische Winterluft. Als es kühl wurde, lief ich die steile Treppe zum Wäschehaus hinauf. Durch den Hintereingang verschaffte ich mir Zutritt und verweilte im WC an den Rippen des mollig warmen Heizkörpers. Es vergingen Stunden. Ich hörte Rufe von Leuten, die nach mir suchten, antwortete aber nicht. Ich wollte nachts, wenn alles schläft und der Pförtner seine Bewachungsrunde dreht, abhauen. Ich qualmte in Ruhe die drei Zigaretten, die ich von Ulla, einer Patientin von der offenen Station, zugeschmuggelt bekommen und gut in meinen Kniestrümpfen unter den Hosen versteckt hatte. Ich hielt den hohlen Handballen nah an die Zigarettenglut, um mich daran zu wärmen.
Gegen zwei Uhr morgens schlich ich Richtung Ausgang. Meine Annahme, das Pförtnerhäuschen leer vorzufinden, war falsch. Der Pförtner guckte erschrocken, als sei ich ein Gespenst. Wo ich denn gewesen wäre? Alle hätten überall nach mir gesucht. Es wäre sogar eine Vermißtenmeldung bei der Polizei aufgegeben worden. Noch immer ungläubig irritiert, zog er beim Polizeirevier die Meldung telefonisch zurück und veranlaßte, daß ich sofort auf die Abteilung gebracht wurde.

Abgeschnitten von der Außenwelt – Aggressionen, Halluzinationen, neue Diagnosen. Mein Reaktions- und Konzentrationsvermögen sowie die Denkfähigkeit waren lahmgelegt. Es hatten sich neue Ängste eingeschlichen. Zwischendurch schweiften die Gedanken in Halluzinationen und Ausbrüchen zu Wahnwelten, die von schwarzen Balken und Schatten, vor den Augen herumschwirrend, umgeben wurden. Ich entfremdete mich zunehmend der Realität. Nur in lichten Augenblicken wurde dies klar. Außerdem hörte ich Rufe von Mutter, doch sie war nicht da. Als sich die Schatten immer bedrohlicher aufrichteten und zu einem hohen Berg wuchsen, suchte ich nach Hilfe beim Personal. Ich eilte verzweifelt hin und her. Niemand war aufzutreiben. Zuflucht gab mir schließlich eine Ecke zwischen Eimern, schmutziger Wäsche und Bettpfannen. Dahin verkroch ich mich. Das alles verwirrte mich weiter und machte mich fertig. Die unsagbare Angst, in der ich trieb, forderte einen selbstzugefügten Schmerz, um aus der Wahnwelt zu erwachen.

Einmal, gegen Abend, als die Küchenhilfe mit Teekannen zur Stationstür hereinkam, verschaffte ich mir die Freiheit in den Garten. Ich lief ins Apothekenhaus und »geisterte« dort fröhlich herum. Plötzlich bekam ich Angst. Wie durch Nebelwände hindurch näherten sich von allen Seiten schwarze Schatten. In schrecklicher Panik kauerte ich mich zwischen Badnische und Klo, wollte schreien, doch die Kehle schnürte sich zu. Ich brachte keinen Ton heraus. Zur Befreiung wehrte ich die Schatten, mit beiden Händen fuchtelnd, ab, doch sie waren viel stärker und bedrängten mich immer mehr. Neben Abflußrohren entdeckte ich einen krummen Nagel und schnappte diesen, um mir in die Haut zu ritzten. Ich zitterte dabei stark. Auch die riesige Wildkatze wütete bedrohlich, bäumte sich auf und wollte mich anfallen. In Qualen noch größerer Furcht ritzte ich fester in beide Arme. Von weitem hallten Rufe. Ich erkannte sie nicht, denn zu tief beschäftigte mich der Angsttraum. Die Lage verweigerte mir, nach Hilfe zu suchen. Herr Q. erschrak über die blutigen Arme und schüttelte mich, weil ich nicht reagierte. Er tue mir doch nichts, versprach er mit ernstem Gesichtsausdruck. Es dauerte Minuten, bis ich richtig ansprechbar war. Herr Q. reichte mir seine Hand, an der ich mich, noch immer zitternd, festkrallte. Das Laufen fiel trotz der Hilfe schwer, weil beide Beine gefühllos und schlapp waren. Auf Station angelangt, wurden gleich Arme und Hände dick verbunden, damit ich nichts mehr mit den Fingern tun konnte, sie nicht mal mehr bewegen. Denn selbst wenn beide Arme dick einge-

salbt und verbunden wurden, nutzte ich mitunter übriggebliebene, nichtbedeckte Stellen zum Aufritzen.
Wo ich denn gewesen wäre, ich sei ja ganz blaß, fragten die Schwestern. »Ich fand sie drüben im Apothekenhaus. Vera ging es sehr schlecht. Ab jetzt passen Sie bitte noch besser auf, daß Vera nicht wegläuft!« befahl Herr Q. ihnen streng. Wenn ich Angst hätte, solle ich zu ihm, zu den Ärzten oder zum Personal kommen, aber nicht weglaufen, meinte Herr Q. noch, bevor er sich zum Nachhausegehen verabschiedete, denn es war Feierabendzeit.

Hilflos wie ein Kind. Ich war ein Mensch, über den von außen verfügt wurde und mit dem gemacht wurde, was andere wollten. Mit der Zeit wurde ich zunehmend in Hilflosigkeit getrieben, so daß sich Fragen und Verhaltensweisen eines Kleinkindes einstellten. Alltägliche Handgriffe konnte ich nicht mehr alleine ausführen, keine Apfelsine schälen, keine festverpackten Schachteln öffnen. Es schien, als sei mir der Verstand genommen worden. Mein infantiles Zurückentwickeln zur Kinderstufe zog sich fort. Gerne nahm ich von allen Seiten Plüschtiere entgegen, die ihren Platz im Bett erhielten. Meist resultierten solche Geschenke aus einfachem Bedauern und übertriebenen Mitleidsgefühlen, selten jedoch aus Gründen von Freundschaft. Wenn gerade das »normale« Bewußtsein eingetreten war, kränkten mich solche Gesten. Befand ich mich hingegen weit weg, im dumpfen Weggetretensein, freuten sie mich.
Zeitweise plagte mich nachts eine starke Unruhe. Ich lief hin und her, dann hinaus auf den Flur und weigerte mich, ins Bett zu gehen. Meist gab es deshalb Krach mit den Nachtschwestern, bis zum gewaltsamen Hinlegen, einmal sogar durch Steffi.

Dem Irrsinn entfliehen? In Momenten, in denen sich ein bewußtes Denken einschaltete, in denen ich begriff, »so kann's nicht weitergehen«, probierte ich die verschiedensten Möglichkeiten, um durch gewünscht unauffälliges Verhalten allen ihren Forderungen zu entsprechen. Ich wollte keine Aufmerksamkeit mehr durch Lärm und Bockigkeit erwecken, wollte als »normal« gelten und probierte sämtliche Ideen aus, endlich herauszukommen. Wenn das eine Weile nichts einbrachte und bloß die Stimmung niedergedrückt wurde mit Phrasen wie: »So schnell kannst du sowieso nicht raus. Dir muß es erstmal lange genug gutgehen« oder »Du mußt erst langsam von den Medikamenten runterkommen und darfst keine Ängste mehr haben«, dann versuchte ich es erneut. Ich bat, die Dosen zu erniedrigen. Vielleicht klappte es, wenn ich erstmal kurze Zeit mit weniger Medikamenten auskommen müßte. Bis der alte Teufelskreis wieder da war, mich der Drang nach Betäubung übermannte. Kein wirkliches Ziel stand in Aussicht. Wie gerne hätte ich gewußt, wann ich für immer entlassen würde und wohin, wenn schon die Rückkehr nach Zuhause versagt blieb.

Endlich mal was anderes. Endlich, nach vielen Wochen, durfte ich alleine hinaus in den Garten. Es war ein seltsames, ungewohnt freies, ja, fast etwas verwirrendes Gefühl. Ich genoß das Atmen der frischen Luft, bestaunte die Bäume, Wiesen und Blumenrabatten, die entlang von Häusern gepflanzt waren. Die Bewegung im Freien brachte neue Kräfte. Ich betrachtete den kleinen Springbrunnen. Rundum schmückten ihn breitangelegte Beete. Bunte Blumen hatten schon ihre Knospen geöffnet und zeigten sich in herrlicher Pracht. Die Wassertropfen des Springbrunnens schimmerten in strahlender Sonne wie winzige Kristallperlchen. Vögel saßen in den Bäumen und zwitscherten fleißig ihre Frühlingslieder. Kühler Wind blies durch Ästchen von Baumwipfeln und brachte sie in leichtes Schaukeln. Die Sonne lugte dann und wann aus dicht verhangener Wolkenwand hervor. Ich blies den Rauch meines Zigarillos gut gelaunt in die Luft und probierte, dabei Ringe zu fabrizieren. Ich hatte mir angewöhnt, vorwiegend Zigarillos zu rauchen, denn sie waren preisgünstiger und hielten länger. Damit ich länger von jedem hatte, rauchte ich ihn halb oder zum Drittel. Den bitteren Geschmack vom letzten Stück nahm ich nicht recht wahr. Hauptsache, ich konnte qualmen und mich am dünn umhüllten Tabakröllchen festhalten.

Ich bin nicht verrückt! Meine vielen Bitten, endlich in die Freiheit entlassen zu werden, wurden immer wieder strikt abgeschlagen. Alle möglichen Vertröstungen bekam ich einfach unbedacht hingesagt. Mitunter gewährte Hoffnungen, »solange wird es sicher nicht mehr dauern«, waren nichts wert.

Monate um Monate vergingen. Hoffen wechselte mit Enttäuschung und Verzweiflung ab, mit Depressionen und der Flucht in Aggression. Das Mißtrauen wuchs zum riesigen Berg. Ich wußte nicht, wem ich noch glauben sollte, denn ich hatte längst keine Zuversicht mehr, noch wie anfangs durch Äußerungen klarmachen zu können, daß ich nicht verrückt bin und nicht wie ein Tier in den Käfig eingesperrt zu werden brauchte. Ich probierte es im Guten mit Bitten, probierte es auch im Schlechten, vor Erregung und Wut schimpfend: »Ich bin nicht krank. Ihr seid krank und wollt mich nur mit Gewalt fertigmachen und betäuben.« Es schien, als nutzten Angestellte ihre Macht gegenüber der Hilflosigkeit von Patienten aus. Man war ja eh nicht für voll zu nehmen, sondern war einfach nur verrückt.

Schwermut und Verzweiflung drängten mich in einen tiefen Sog. Es war, als wandelte ich inmitten grauer Nebelschleier. Hin und wieder verdichteten sie sich. Nur selten sah ich eine winzige Lichtung hindurchschimmern, die jedoch sofort verworfen wurde. Neu hinzuschwebender Nebel umsäumte und umwarb, er hüllte mich in öde, noch dunklere Einsamkeit. Ich fand keinen Weg hinaus. Diesem fortwährenden Suchen ohne Erfolg entwuchs meine Resignation.

Ein Schritt in die Freiheit macht Angst. Tagsüber half ich mit Einsatz und Fleiß im Gärtnereibetrieb. Besonders wenn es mir gut ging, war ich dort eine wirkliche Hilfe. Die Bediensteten äußerten sich zufrieden über meine Arbeit und verhalfen mir nach einigen Wochen zu freierem Leben auf der Wohnstation innerhalb des Klinikgeländes. Hauptsächlich der Obergärtner setzte sich für mich ein. Er verfügte über ein sehr gutes botanisches Fachwissen und gab sich große Mühe, mir mit Zeit und Geduld die Namen und Arten der Pflanzen zu erklären, wann sie Blütezeit hatten, wo sie ursprünglich beheimatet waren und welche Pflege sie brauchten. Es gehörte zur Gewohnheit, daß an den Wochenenden Besucher Blicke ins prächtige Gewächshaus werfen durften. Sie bewunderten die vielen Pflanzenarten und ihr Gedeihen. Ich lief gern durch die Reihen der Gewächse, die teilweise von Gärtnern selbst gezüchtet wurden, und spürte, daß alle Pflanzen ungeheure Kraft, ja, Lebendigkeit ausstrahlten.

Es freute mich riesig, endlich freier zu sein und allein, wann und wielange ich wollte, im Garten zu bleiben. So hoch zählten mein Verantwortungsgefühl und das Vertrauen in mich, daß ich sogar eigene Schlüssel bekam. Ich war richtig stolz und verwahrte sie gut. Dafür zeigte ich mich durch enorme Einsatzbereitschaft erkenntlich, arbeitete auch jedes Wochenende, goß Blumen und versorgte diejenigen Pflanzen, welche täglich besondere Pflege brauchten. Dieses dauernde Arbeiten barg aber noch einen zweiten Nutzen: Es fiel mir zunächst schwer, plötzlich mit der geschenkten Freiheit, auch wenn sie nur innerhalb vom Klinikgelände galt, fertig zu werden und umzugehen. So suchte ich in jeder freien Minute nach Arbeit, um mich abzulenken. Selbst beschäftigen konnte ich mich nicht, hockte abends kurz vor meinen Fernseher und legte mich dann ins Bett. Das erfüllte mich keineswegs. Durch die lange Isolation hatte ich Angst vor Selbständigkeit. Ich fühlte mich zwar freier, aber doch festgehalten und gefangen. Ich beschloß, diesem Zustand endgültig ein Ende zu setzen.

Die Flucht endet in Handschellen. Der Traum wurde zur Wirklichkeit. Der Pförtner erkannte mich im Dämmerlicht zu spät. So schnell mich meine Beine trugen, eilte ich durch die Straßen. Im Autobus atmete ich erleichtert und tief durch. Natürlich benahm ich mich so unauffällig wie möglich, denn es saßen schließlich noch andere Passanten mit im Wagen. Ich schaute fröhlich lachend aus dem Fenster. Von Straßenlaternen und Häusern schienen mir gelbe und grüne Lichter entgegen. Weit über ein Jahr war es her, daß ich alleine unter Menschen draußen gewesen war. Wie eine Ewigkeit kam es mir vor. Ein erregendes Glücksgefühl gab mir soviel Energie, daß ich alle Müdigkeit und Schlappheit überwand. Ich hatte dreißig Mark in meiner Jackentasche, die ich kürzlich aus meinem Paket am Betreuer vorbeischmuggeln konnte. Ich wollte ohne ein bestimmtes Ziel in die nächste Großstadt fahren, um mich dort erstmal zu verstecken. Es sollte mich niemand dort finden, damit ich nie mehr zurück in die Klinik müsse. Mit diesem Geld käme ich schon ein Stückchen weit!
Die Fröhlichkeit wurde getrübt, als drei Bahnpolizisten in blauen Uniformen geradewegs auf mich zueilten. Die Personenbeschreibung, die sie von mir hatten, paßte, alle Versuche, mich herauszureden, halfen nichts. Sie packten, zogen und trieben mich wie einen Schwerverbrecher über den ganzen Bahnhof. Auf der Wache nebenan wurden mir beide Arme mit Handschellen auf den Rücken gebunden und so fest zugezogen, daß es richtig schmerzte. »Wir haben eine psychisch schwerstkranke Frau zu befördern«, so alamierten die Polizisten die Rettungswache. »Kommen Sie bitte schnell!« Noch immer hielten sie mich fest wie einen Hund an der Kette. Wenn ich mich bewegte, drehte der Polizist beide Handschellen, so daß die Kanten

fest in meine Knöchel drückten. Ich ängstigte mich, zitterte und krampfte am ganzen Körper. Außerdem durchfuhren mich mächtige Verzweiflungsschübe, daß die Flucht mißlungen war.
Mit dem Krankenwagen verlief die Beförderung in die Psychiatrie zurück recht schnell. Noch immer quetschten die Eisenringe meine Handgelenke. Es warteten schon Ärzte und Personal am Eingang. Bewaffnet mit Gurten und Spritzen legten sie mich flach. Tags darauf hörte ich, wie der Oberarzt mit seinen Kollegen sprach: »Das mit Vera gestern, das mit der Polizei und den Handschellen, da ist ja einiges falsch gelaufen.«
Ich fühlte mich zu kaputt von den Medikamenten, als daß ich mir traurige Gedanken wegen des mißlungenen Fluchtversuchs hätte machen können. Ich weilte halt von neuem gefangen auf Station. Mut und Hoffnung waren verflossen. Ganz tief unten, in dumpfer Gleichgültigkeit schlurfte ich mit hängendem Kopf umher, dachte nichts und nahm die Umgebung nicht wahr. Wenn jemand mich rief, reagierte ich nicht. Als einziges spürte ich die schmerzenden Gelenke mit den blutigen Striemen, die von den engen Handschellen kamen, welche am Knochen gerieben hatten: Nicht mal der beißende Farbgeruch berührte mich, als Handwerker die Wände strichen.

Wechsel zwischen Frust, Zuversicht und Ablenkung. Einige Verwandte schrieben und sprachen mir Trost zu. Bloß wenige zeigten nicht nur das verletzende Mitleid gegenüber einer »armen Kranken«, sondern wirkliches Verstehen. Dieses Verstehen gab mir immer noch Zuversicht, trotz des Bewußtwerdens, daß keine Änderung meiner Lage zu erwarten war. Sie kannten freilich die Geschehnisse und alle Gründe viel zu wenig. Vor allem waren sie, nach Gesprächen mit meinen Eltern, ziemlich voreingenommen. Zudem hatten sie selbst eine Familie, hatten eigene Probleme und wohnten weit entfernt.

Eines Sonntags besuchten mich zwei Tanten aus Süddeutschland. Nach Rücksprache mit dem Arzt erhielt ich eine Ausgangserlaubnis und durfte mit ihnen wegfahren. Endlich befand ich mich wieder einmal außerhalb vom Krankenhaus, in Freiheit. Ich warf Passanten auf den Straßen neidische Blicke zu, so, wie ich es schon früher bei Psychiatrieaufenthalten tat: »Was haben es die alle gut, nicht eingesperrt zu sein!« Wir gingen die Spazierwege zwischen Wiesen und Grünanlagen. Es war Herbst geworden. Gelbbraunes Laub bedeckte die vom heißen Sommer ermüdeten Gräser wie einen Schutzmantel, bevor dann Eis und Schnee kamen und der Natur wieder ihr Winterkleid anzogen. Auch die Sonne hatte an Kraft verloren und bot nur letzte Reserven. Es fehlte mir die Kraft, weit zu laufen. Ich war müde und schlapp. Fast alle zweihundert Meter mußten wir Pausen einlegen. Die Tanten erzählten von sich, von ihren Familien und Berufen. Ich konnte den Gesprächen kaum folgen.

Freiheit schnuppern macht stolz. Ich war richtig stolz wegen der Erlaubnis, noch mit Daniela in ihre Pension gehen zu dürfen, welche wir nach fünfminütigem Fußweg erreichten. Die Versprechen, nicht abzuhauen und pünktlich gebracht zu werden, mußten natürlich vorausgehen. Daniela bemerkte meinen gewaltigen Dämmerzustand, als wir uns im feierlichen Kerzenschein an einem hellen, runden Holztischchen unterhielten. »Du hast es gut, nicht im Krankenhaus sein zu müssen. Ich will endlich frei sein wie du!« Diese Worte fielen mehrmals in den so knapp bemessenen Stunden. Daniela versuchte mir klarzumachen, daß auch sie im Leben »draußen« viele Probleme hat. Sie wollte mir damit die Freiheit so unschmackhaft wie möglich machen, damit ich nicht gar so traurig war. Sie erzählte auch, daß Mutter wieder mit Depressionen in der Klinik sei. Daniela wußte, daß es für mich den Weg nach Hause nicht gab, zumindest nicht zu dieser Zeit. Sie machte mir Mut mit dem Versprechen, oft Briefe zu schreiben, zu telefonieren und Süßigkeitenpakete zu schicken. Während unseres Gesprächs heiterte sich meine Stimmung spürbar auf. Das Weggetretensein blieb aus, ich trug rege Vorschläge und Ideen bei. Es erwachten neue Energien in mir. Neue Lebendigkeit durchdrang die Seele, was lange ausgeblieben war.

Ein bißchen Spaß und Lachen. Ein Arzt hatte seinen Kittel im Zimmer liegenlassen, da er plötzlich durch ein Rufsignal angepiepst und schließlich abgerufen wurde. Ich entdeckte den Kittel, recht verknautscht, auf dem Stuhl und streifte ihn über meinen Pullover, nahm dann eine Spritze, welche Uschi mir einmal geschenkt hatte, außerdem eine Kanüle. Diese hatte ich heimlich bei der letzten Blutentnahme aus dem Kasten stibitzt, als der Pfleger gerade nach Stauschläuchen im Schrank suchte. »Ich bin die neue Frau Doktor, wer möchte eine Spritze gratis?« rief ich nun in vollen Tönen, fröhlich über den Flur stolzierend, und sprang dabei vom einen Bein aufs andere. Wo ich das herhabe, fragte der Pfleger und eilte hinterher. Dann entriß er mir die Spritze. Mit Verstärkung wurde ich schließlich auch meiner Uniform entledigt.

Freiheit mit Pfeil und Bogen? Endlich durfte ich Schwester Sylvia begleiten, um die Medikamentenlisten zum Apothekenhaus zu tragen. Ich wollte vor dem Gebäude auf sie warten, weil ich neulich einmal im Apothekenhaus große Angst bekommen hatte. Sie versicherte, daß es dafür keinen Grund gäbe und nahm meine Hand. Zögernd, halb verdeckt hinter ihr gehend, folgte ich, damit mich ja keine schwarzen Schatten erwischen konnten. Sie fragte, ob wir mal Tischtennis im Keller spielen wollten, sie hätte gehört, daß ich gut spielen kann. Dann fragte sie nach den Tischtennisregeln, um mich von allen ängstlichen Gedanken abzulenken. Sylvia versprach, am

Samstagmittag mit mir zu spielen, denn sie habe Spätdienst. »Super, da wird geschmettert!« rief ich vergnügt.
Auf dem Rückweg blieben wir vor dem Stationshaus auf der Bank sitzen. Ich hatte beim Hinweg eine Zigarette bloß halb geraucht, um noch ein Restchen für später zu haben. Mit dem Patienten neben mir kam ich schnell ins Gespräch. Während Sylvia mit der Leiterin vom Waschhaus sprach, erzählte er grinsend, daß seine Abteilung im Haus nebenan sei, er aber alleine in den Garten dürfe. »Die bösen Ärzte, die sind feige, denn sie geben immer viel Medizin und Spritzen!« Er erklärte, daß er Pfeil und Bogen bauen wolle, um stark zu sein und sich wehren zu können. »Wenn sie mich dann fangen wollen, schieße ich damit.« »Oh ja!« erwiderte ich begeistert lachend. »Flutsch, schieße ich Doktoren die Spritzen aus der Hand«, schmunzelte er. »Die Schlüssel sind dann meine Zielscheibe. Anschließend hauen wir zusammen ab.«

Mein spezielles Trostpflaster. Obwohl alle paar Wochen Blut abgenommen wurde, fürchtete ich mich jedesmal davor. Selbst beruhigende Worte der Oberschwester, daß sie wegen der vielen Medikamente einfach bloß das Blutbild und die Leberwerte kontrollieren müßten, richteten wenig gegen mein Mißtrauen aus.
Zur Blutentnahme mußte ich morgens im Bademantel ins Behandlungszimmer kommen. Sie versprachen mir, wenn ich schön still hielte und brav sei, bekäme ich einen Kugelschreiber. Für mich war das immer ein Trostpflaster, einfach eine kleine Freude. Der Kuli lag dann auf dem Tisch zum Betrachten, bis eben die Prozeduren vorüber waren. Ab und zu brachte auch jemand vom Personal Kulis von zu Hause mit. In wachen Momenten, nachts, dachte ich daran und freute mich darauf. Solche Versprechungen heiterten meine Stimmung auf. Hatten sie das versprochene Geschenk jedoch vergessen, war ich enttäuscht. Ich mußte mich aber daran gewöh-

nen, Erwartungen nicht zu hoch zu schrauben oder zeitlich zu fixieren.
Langsam füllte sich der Karton, worin ich alle Kulis sorgsam verstaute: grüne, gelbe, rote, braune, alle Farben konnte man finden, und zudem trugen die Kulis studierenswerte Werbung. Auch in der Form unterschieden sich manche voneinander. Zeitweise wurden alle Kugelschreiber aber weggeschlossen. In Notsituationen, wenn ich nichts Spitzes fand, nahm ich sie zur Hilfe, indem ich einen zertrat und die Splitter zum Verletzen benutzte.
Ich kniete unter einem Tisch im Speisesaal, als mich ein Pfleger, groß, mit Brille und schwarzem Schnauzer, begrüßte. Er machte Aushilfe bei uns, weil zwei Angestellte krank geworden waren. Er hatte gehört, daß ich einen Schlüsselbund weggenommen hatte, und sprach nun mit guten Worten auf mich ein, um ihn wiederzukriegen. In seiner kräftigen Hand hielt er einen schönen zweifarbigen Kugelschreiber. Den bot er mir als Tausch dafür an, denn er wußte schon von Kollegen, daß ich solche Sachen sammelte. Wirklich toll glänzte die Umhüllung, silbern mit schwarzen Streifen. Langsam kroch ich hervor. Ich probierte den Kuli gleich auf einem Fetzen Papier aus, welches verloren im Regalfach herumlag. Dann drückte ich ihm zum Dank beide Hände, wollte erst loslassen, als er sagte, daß es Zeit zum Abendessenvorbereiten sei.

Zwang ufert aus in neue Gewalt. Es gab Zeiten, da durfte ich alleine im Garten spazieren, dann wieder lange gar nicht oder bloß in Begleitung von Personal, sofern dafür Zeit übrig war. Hatte ich was Unerlaubtes gemacht, war vielleicht zu spät auf die Station gekommen, oder wenn ich nach zu viel »Stoff« verlangt hatte, geängstigt oder tobend außer Kontrolle geraten war, mußte ich wieder wochenlang auf der Station bleiben.
Gingen Angestellte nicht mit mir nach draußen und fertigten mich

damit ab, sie hätten keine Zeit, dann allerdings lange Kaffeepausen hielten, so störte ich sie absichtlich. Besonders eine bestimmte Schwester, mit der ich häufiger Auseinandersetzungen hatte: Erst vertelefonierte sie die versprochene »Rauchgehzeit« mit ihrem Freund, erwischte mich dann qualmend im WC und verpetzte das auch noch dem Stationsarzt. Der erteilte dann gleich für mehrere Tage totales Rauch- und Spaziergehverbot. Beim Kampf um ihren Schlüssel kam es einmal zum Gerangel. Ein Pfleger erzählte mir zwei Tage später, daß ich ihr einen Finger der rechten Hand gebrochen hatte. Ich hatte das Unglück im Handgemenge gar nicht gemerkt. Mir fehlte seit ein paar Monaten die Kontrolle über meine Kraft und Muskeln. Ich spürte nicht mehr, wie fest ich sie anspannte.

Verbote. Ja, wenn ich unbedingt Lust auf eine Zigarette hatte, qualmte ich heimlich im WC. Das ging nicht immer, sondern kam darauf an, wer und wieviele gerade Dienst hatten. »Vorsicht! Aufpassen!« hieß es da. Von Genuß keine Spur. Bei jedem Geräusch mußte man höllisch achtgeben. Falls jemand kam, durfte man auf keinen Fall erwischt werden, denn es drohten Strafen. Also schnell die Kippe ausmachen und mit der Spülung verschwinden lassen. Zur Tilgung des Geruchs dienten Deosprays oder Parfüm.

Gruppengespräche. Einmal in der Woche mußten wir uns mit dem Therapeuten oder Arzt in Gruppen zusammensetzen. Die waren genau nach Plan festgelegt. Bei Nichterscheinen gab es Strafe. Alle Anwesenden saßen im Kreis. Kaum einer äußerte wirkliche Belange. Vertrauen zum Arzt hatten wenige. Wir fanden keinen menschlichen Kontakt zu ihm, um Gefühle und bewegende Gedanken tatsächlich auszusprechen. Es war auch schwierig für Leute mit Kontaktschwierigkeiten, in einer Gruppe, in der kaum Beziehung untereinander bestand und man sich kaum kannte, plötzlich frei über alle Probleme zu reden. Für den Arzt gehörte es wohl einfach zur Pflicht, die Gruppe abzuhalten. Er schaute rundum, dann in die Luft, wirkte selber eher desinteressiert an solchen Treffen.

Gefährliche Schmuggeleien. Des öfteren brachten die Polizei oder das Rote Kreuz Patienten. Manchmal, weil sie entlaufen waren, Suizid versucht hatten oder irgendwo betrunken aufgefunden worden waren. Wie auch Ulla. Ich war erleichtert, als sie von Sanitätern auf einer Trage zurückgebracht wurde. Ihre körperliche Schwäche hinderte sie noch am Sprechen. Ulla war Alkoholikerin und suizidgefährdet. Sie hatte sechs Wochen auf meiner Station verbracht, bevor sie auf eine offene verlegt wurde. Sie lebte seit einiger Zeit in Scheidung. Ihre kleine Tochter besuchte sie ab und an mit den Großeltern. Ulla wurde vor acht Tagen bewußtlos im hinteren Teil des Gartens nach Einnahme eines Röhrchens Schlaftabletten und mehrerer Flaschen Alkohol aufgefunden. Wie sie sich das Zeug trotz strengen Aufpassens beschafft hatte, blieb unbekannt. Denn ziemlich oft fanden Kontrollen und unangekündigte Zimmerdurchsuchungen statt. Gerade noch lebend gerettet, mußte Ulla die erste Zeit auf der Intensivstation in einem anderen Krankenhaus verbringen. Ihr Zustand war sehr kritisch, so daß die Ärzte nicht wußten, ob sie durchkommt.
Auch andere Patienten schmuggelten solche schlimmen Sachen in die Klinik, doch lief es sonst meist glimpflicher ab. Viele Leute fühlten sich selbst überlassen und ganz allein mit allem. Das Personal hatte kaum Zeit, war jedenfalls gänzlich unterbesetzt. Die wenigen Gespräche beim Arzt oder Psychologen reichten einfach nicht aus, um wirklich Vertrauen zu entwickeln, um alle innerlich bewegenden Konflikte überhaupt besprechen zu können und Hilfe zu bekommen.

Ein Tag voll Angst und Schrecken. Erwartungsvoll hoffte ich dem Termin entgegen, an dem wenigstens ein Platz in einem anderen Krankenhaus, näher bei uns zu Hause, gefunden werden würde. Ich war optimistisch, der Entlassung damit eine Stufe näher zu rücken.

Bepackt mit Koffern und Reisetaschen erreichten Vater und ich, als es tatsächlich soweit war, die Klinik. Ich bekam allerdings Angst, als uns zwei Pfleger, groß und breitschultrig gebaut, auf Station brachten. Dicke, schwere Türen trennten uns nun von der Außenwelt, die Räume waren sehr klein im Vergleich zur Menschenzahl, die da auf Stühlen saß und plauderte. Manche spazierten auf und ab, stießen dabei unverständliche Töne aus, andere starrten einfach in die Luft und sehnten sich vielleicht der nächsten Mahlzeit entgegen. An den Wänden hingen Bilder, mit Wachsmalkreiden gemalt. Die Atmosphäre wirkte trist und kalt. Unterschwellig spürte ich Spannungen, die wohl unterdrückt werden mußten. In den Schlafräumen standen die Betten im ovalen Kreis aufgebaut.

Jegliche Geräte, wie Radio, Elektronikspiele, Fernseher, waren strikt verboten. Es schien mir alles wie in einer anderen Welt, zu der ich als Mensch, welcher mit der heutigen Technikzeit vertraut lebte, gar keine Beziehung aufnehmen konnte. Das alles akzeptierte ich ja noch gefügig, aber ich verstand dann nicht, warum man hier genauso zwangseingesperrt wurde, wenn angeblich so großer Wert auf das Schöpferisch-Natürliche der Seele und die individuelle Persönlichkeit eines jeden Menschen gelegt würde. Das widersprach sich für mich total.

Es gab Mittagessen. Gewaltige Angst kam auf. Obwohl ich nichts essen wollte, nötigte mich das Personal so lange, bis ich gebratene Bananen und Gemüse verspeiste. Ich brachte fast keinen Bissen hinunter, obwohl es nicht übel schmeckte. Ich nahm den Löffel vom Tisch, ging zur Eingangstür und wollte das Vierkantschloß mit dem

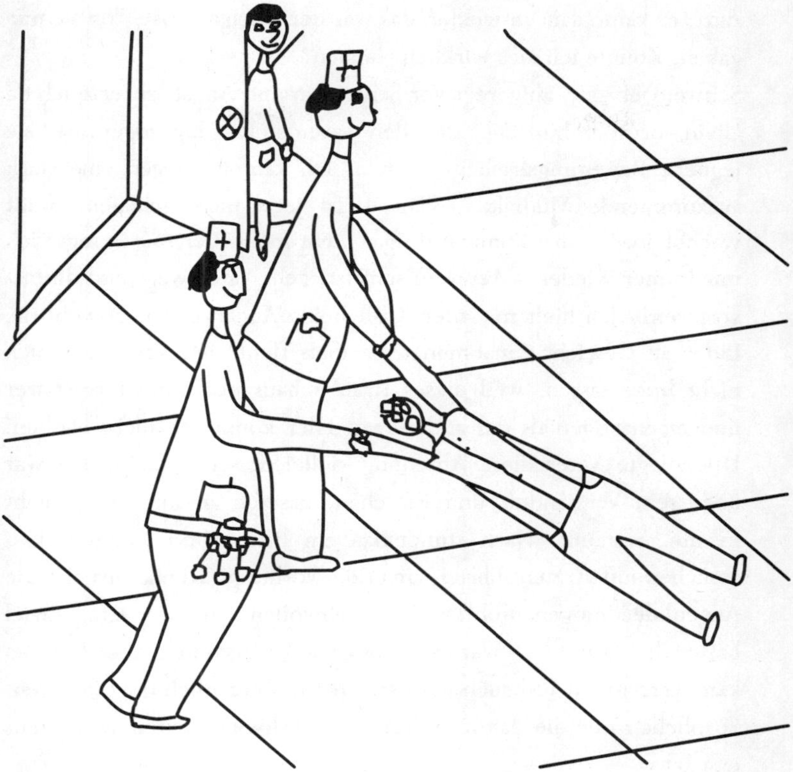

Stiel aufdrehen. Vergeblich, es klappte nicht. Nachdem die Schwestern mehrmals gefordert hatten, das zu unterlassen, mich verwiesen, ich aber keine Anstalten dazu machte, sondern nur auf mein Hinauskommen drängte, »ich will weg und hier nicht bleiben«, kamen Männer in weißen Kitteln, schnappten mich und zogen mich mit aller Gewalt auf ein Bett. Es gab wieder Spritzen ins Gesäß. Den Rest erledigten sie mit enger Fixierung ans Bett. Dann schoben sie mich ins Badezimmer neben Wannen. Mein Vater sei gerade beim

Arzt, er käme danach wieder, das war der einzige Trost, den sie mir gaben. Konnte ich dies wirklich glauben?
Schweißgebadet, aufgeregt vor Schrecken und Angst, zitterte ich da allein vor mich hin. Die Schnallen waren so fest angezogen, daß sie jegliche Bewegungsfreiheit nahmen. Ich kämpfte gegen eine stark aufkommende Müdigkeit. »Du darfst jetzt nicht schlafen, mußt wachbleiben, sonst kommst du gar nicht mehr hier raus!« sagte ich mir immer wieder. »Wenn du schläfst, geht Vater weg, und du bist verloren!« Ich hielt mit aller Kraft beide Augen offen, obwohl die Lider an Gewicht zunahmen. Abermals flehte ich Vater an, mich nicht hierzulassen, weil dieses Krankenhaus noch viel furchtbarer und eigenartiger als das andere sei. Hier könne ich nicht bleiben. Überzeugte Vater diese Abteilung vielleicht selbst nicht? Ich war über sein Verständnis und Einsehen, das ich an ihm sonst nicht kannte, erstaunt. Nach stundenlangem Bitten und weiteren Gesprächen mit Ärzten fuhren wir in die vorherige Klinik zurück. Die Augenlider mögen wohl rot angeschwollen gewesen sein, soviel hatte ich geweint. Ich war froh, sofort wegzukommen, aber genauso klar wäre mein Ausbruch gewesen, hätte Vater mich dort gelassen. So blieben mir die damit verbundenen Schwierigkeiten wenigstens erspart.
Nein, ins Bett legen konnte ich mich nicht. Viel zu erregt und schockiert hatte mich dieses Erlebnis. Ich saß ganz ruhig auf dem Stuhl im Zimmer, ohne mich zu bewegen und starrte mit gesenktem Kopf in die Leere. Obwohl ich ja auch hier wieder gefangen war, durchdrangen mich doch Schimmer von Erleichterung.

Das waren noch Zeiten. Einmal besuchte mich Herbert, mein ehemaliger Klassenkamerad aus der Mittelstufe. Nach inständig bittenden Gesprächen mit Ärzten erhielten wir endlich die freundliche Genehmigung für einen dreistündigen Ausgang. Weißgraue Wolken zogen am trüben Himmel vorüber, als wir den See erreichten. Von Süden her wehte kühler Wind. Das hielt uns nicht davon ab, am Kiosk ein Wurstbrötchen zu verzehren, ehe wir zum Spaziergang aufbrachen. Wasser bewegte sich in leichten Wellen sanft hin und her und strahlte enorme Ruhe aus. Die Weite des Sees vermittelte Freiheit. Von der gegenüberliegenden Seite konnte man die Umrisse hoher Berge erkennen, als sich verhangene Wolkenwände öffneten und Sonne hindurchscheinen ließen. Herbert und ich sprachen über alte Schulzeiten. Vor allem aber heiterten uns gemeinsame Späße auf. Ich erzählte Herbert kaum vom Krankenhaus, wich seinen Fragen sogar aus, um den Abstand genießen zu können. Nach so langer Zeit endlich mal wieder in herrlich ruhiger Natur sitzen zu dürfen, wagte ich kaum zu glauben. Das Leben von dem ich sonst ferngehalten wurde, schien wie ein wunderbarer Traum. Motor-, Segel- und Tretboote tummelten sich auf dem See, schaukelten hin und her, wenn Windstöße übers Wasser fegten. Ich wollte gerne ein Fisch sein. Dann hätte ich fortschwimmen können, durchs weite, kühle Wasser. Herbert schreckte mich aus meinen tiefen Träumen auf, als die Zeit herum war. Wir müßten gleich zurückfahren. »Was wäre es schön, wenn jetzt das Auto streikte.« Selbst solch eigentlich unliebsame Gedanken schwirrten durch meinen Kopf, nur um länger fortbleiben zu können. Ich hätte ja dann keine Schuld an der Verspätung gehabt . . .

Ralfs Liebe im Schatten der Verzweiflung. Ralf schrieb mir jede Woche, mitunter zweimal. Sofern mich Dösigkeit nicht übermannte, antwortete ich, wenn die Länge der Briefe auch mäßig ausfiel, gleich. Er könne mich nicht besuchen, vermittelte er mir, weil sein Beruf, sein Außendienst, ihn zur Zeit sehr beanspruche. Wie oft fragte er in Briefen: »Wann wirst Du endlich entlassen, mein Schatz? Ich liege abends lange Stunden wach und muß an Dich denken. Ich liebe Dich so sehr.« Zwei Fotos hatte er von sich mitgeschickt. Er saß ganz traurig mit gesenktem Kopf im Sessel. »Weil Du, mein Schatz, nicht da bist!« hatte er auf die Rückseite geschrieben. Beim Lesen von Ralfs Briefen erwachten Erinnerungen an schöne Zeiten. Es bedrückte mich, von neuem schreiben zu müssen, daß ich nicht wisse, wann ich entlassen würde. Ich wolle doch auch so gerne zu ihm. Die Ärzte würden mir die Entlassung aber immer wieder versagen. Außerdem bekäme ich die Medikamente und Spritzen so hoch dosiert, daß ich sogar tagsüber schlafen müßte.

Ich hole dich raus! »Gib mir die Telefonnummer deines Arztes. Er soll dich freilassen. Ich hole dich da raus zu mir!« schimpfte Ralf beim Telefonat. Als ich ihm sagte, die würden mich nicht gehen lassen, forderte er mich auf, einfach abzuhauen. Ich berichtete ihm von meinem Fluchtversuch, der in Handschellen endete. Nein, dann ginge es natürlich auf keinen Fall. Ich solle es nie wieder versuchen und mich nicht wehren, sonst würden sie mich am Ende nie entlassen. Er warte auf mich und halte fest zu mir.

Auswirkungen. Immer häufiger plagten mich Verkrampfungen, verbunden mit Angst und Zittern. Beide Hände ballten sich zu Fäusten. Die Zähne bissen fest aufeinander, und das Gesicht wurde ganz blaß. Es geschah entweder nach Ärger, Aufregungen, Streitigkeiten, oder ganz plötzlich, wie aus heiterem Himmel. Reaktionsunfähig vernahm ich meine Umwelt weit weg. Für diesen Zustand wurden nach Bedarf weitere Beruhigungsmittel angeordnet. Spritzen sollten die Krämpfe lösen und bekämpfen. Der Mund war danach völlig ausgetrocknet. Ich hatte Kopfschmerzen, fühlte mich matt und schwach. Tränen waren danach der Ausdruck von Verzweiflung, aber auch ein Verlangen nach Beistand, um aus der miesen Lage befreit zu werden. Nachdem ich wieder richtig ansprechbar war und sich der Krampf gelöst hatte, bekam ich mehrere Glas Saft oder Wasser zu trinken. Wenn es wegen Schwindel gar nicht ging und ich zu erschlagen war, brachten sie mich aufs Bett.

... und nun die Abhängigkeit. In seltenen Augenblicken erkannte ich die Auswirkungen der Bedarfsarznei. Die Nachteile wurden bewußter, ich verlangte nach neuem »Stoff«. Es meldeten sich Unruhe, Zittern, Krampfen, starke Ängste oder Aggressionen. Oft endete alles, wenn ich auf Station war, in Kämpfen, in Gewalt. Wie sehr sehnte ich mich dann nach Injektionen. Wie gut taten Beruhigung, Müdigkeit und Schlaf. Ich war mir danach wieder gut gewesen für alle Schuldgefühle, belastenden Probleme und Aggressionen. Alle hatten mir sicher verziehen. Ohne Betäubung hingegen mußte ich weiterhin allein gegen den starken inneren Druck ankämpfen. Nein, ich durfte niemanden angreifen, nicht andere, nicht mich, sonst würde ich nie herauskommen! »Ich will doch ganz lieb sein«, lautete meine Aussage nach derartigen Vorfällen.

Der Körper forderte das, was er anfangs unter Zwang bekommen hatte, an das er sich später gewöhnte und daraufhin brauchte: Medizin. Ich war längst abhängig geworden und wußte genau, auf welche Weise dieses Verlangen befriedigt wurde. Kaum nahm ich wahr, daß es für Arme und Beine, die Kaumuskulatur beim Essen, für meinen ganzen Körper zunehmend größere Mühen machte, in Bewegung zu kommen. Vor allem beide Hände waren sehr verkrampft. Die Gangart ähnelte einem geknickten Roboter, denn der Kopf neigte sich nach vorne, Richtung Fußboden. Besondere Qual bargen die Unterdrückung und daß die Körperkraft nachließ, daß das Wehren schwieriger wurde. Ich mußte mir immer mehr gefallen lassen. Hatten anfangs noch drei oder vier Betreuer Mühe, mir Spritzen zu verpassen, so schafften es jetzt schon zwei.

Nähert sich die Freiheit? Unser neuer Stationsarzt schlug nach Rücksprache mit den Eltern die längerfristige Verlegung in ein psychiatrisches Krankenhaus, nicht einmal hundert Kilometer vom Heimatort entfernt, vor. Die Aufnahmemöglichkeit dort sei schon bestätigt worden. »Aussicht auf Entlassung ist nicht zu erwarten. Du bist zu krank. So kannst du dann aber immerhin deine Angehörigen häufiger sehen«, versprach der Arzt als einzigen Hoffnungsschimmer. Diese Klinik sei landschaftlich schön gelegen, außerdem wirklich freier und geräumiger als jene neulich, die mich so in Schrecken versetzt hatte, so versicherte Vater mir am Telefon. Trotzdem blieb Skepsis.

Das Abschlußgespräch mit dem Arzt, nach fast zwei Jahren geschlossener Abteilung, dauerte nicht lange. Er gab uns Bedarfsmedizin für alle Fälle mit. Dann brachen Vater, Daniela und ich auf. »Fahren Sie im Notfall, wenn Vera zu unruhig wird, das nächste Krankenhaus an«, diesen Rat gab er uns noch vorsorglich mit auf den Weg. Der Himmel sah diesig aus. Ein laues Lüftchen wehte. Ich spürte Erleichterung, nun näher daheim untergebracht zu werden, und hoffte vor allem, daß diese Klinik tatsächlich offener und freier sei. Ansonsten döste ich. Selbst der Auffahrunfall unseres Hintermanns im Stau auf der Autobahn erweckte keine Regung in mir. Obwohl mehrere Autos beteiligt waren und es zu einer »kleinen Massenkarambolage« gekommen war, fertigte uns die Polizei auf Vaters Verlangen hin als erste ab. So konnten wir dann gleich weiterfahren.

Was es heißt, Patient einer geschlossenen Abteilung zu sein. Ein paar alte hochgewachsene Bäume schützten breite Wiesenflächen mit ihrem üppigen Schatten vor Sonne. Sie erstreckten sich bis zu »meinem« Gebäude auf einem steil ansteigenden Hügel. Die Räumlichkeiten wirkten beengt, Haus und Einrichtung waren schon älter. Allen Türen fehlten die Klinken, sie konnten nur mit Spezialschlüsseln, den »Drückern«, vom Personal geöffnet werden. Es fielen einem gleich die Stühle mit den Schaumstoffkissen ins Blickfeld. Diese hatten viele Flecken und Ränder von verschüttetem Kaffee, sogar Brandlöcher von fallengelassener Zigarettenasche. Hatte man im ersten Moment noch Skrupel, sich überhaupt darauf zu plazieren, so saß man aber doch schon bald Tag für Tag darauf, zumal die Sitzgelegenheiten in den übrigen Räumen keinen besseren Anblick boten. Außerdem standen die Stühle gerade an jenem Ort, wo sich der meiste Stationsrummel abspielte, nämlich gegenüber vom Dienstzimmer. Da gab es die meiste Ablenkung aus trister, öder Langeweile.

Diese Klinik war tatsächlich ein Stückchen freier, denn das Gepäck wurde einem nicht kontrolliert. Alle Dinge durfte man selbst im Wandschrank oder Nachttisch verstauen. Sogar das Rauchen, außer in den Schlafräumen, war hier auf Station gestattet. Mit noch vier Frauen sollte ich mein Zimmer teilen. Drei Frauen belagerten ihre Betten, zwei liegend, die dritte, am Fußende sitzend, führte Selbstgespräche. Ob ich Zigaretten hätte, unterbrach sie plötzlich ihr Geplapper und schaute mich mit erwartungsvollen Augen an. Etwa sieben Zimmer mit insgesamt dreißig Betten zählte der Flur. Den vorderen Teil trennte eine Tür von Dienstzimmer, Küche, Eß- und Arztraum. Nachts wurde diese Tür abgesperrt.

Die Patienten wirkten tief versunken in Halluzinationen und gedanklich weit entfernt von dieser Welt. Sie führten teilweise Selbstgespräche oder sie schrien, was dann mit Medizin besänftigt wurde. Manche sah man schon von sich aus zum Pflegepersonal laufen, um die gewünschten Arzneien zu bekommen. Ein Herr durchsuchte alle Aschenbecher nach Zigarettenstummeln, ob nicht vielleicht jemand noch zwei oder drei Züge der Zigarette übriggelassen hatte. Seine Fingerspitzen sahen ganz braun vom ewigen »Fastfilterrauchen« aus. Wie ein kleines Kind freute er sich und strahlte über das ganze Gesicht, als ich ihm aus meiner halbvollen Packung eine Zigarette anbot. Er lehnte sich, mit dem rechten Ellenbogen ans Tischchen abgestützt, in den Flurstuhl. Mit hastigen Zügen hüllte er alles um sich herum in dicke Rauchschwaden ein. Dann stierte er unbeteiligt, mit ausdruckslos verlorenem Blick, zur Decke. Sein linkes, übergeschlagenes Bein wippte in schnellen, weiten Bewegungen schaukelnd hin und her, als sei es ein fremder Körperteil.

Langzeitaufenthalte. Einige Patienten wirkten so, als wären sie vor Zeiten aus der Gemeinschaft aussortiert und in Psychiatrieabteilungen zum bloßen Aufbewahren eingeliefert worden, wo sie sich dann zu verängstigten und hilflosen Geschöpfen entwickelt haben. Für sie gab es nur minimalen Lebensraum. Tief drin saßen sie im Sog plagender Symptome von Angst, Unsicherheit, Halluzinationen, Aggressionen und Depressionen. Alle Wege nach draußen waren längst versagt, verbaut worden. Der Unterschied zwischen »drinnen« und »draußen«, zwischen dem Klinikleben und der Außenwelt, war so groß, war ein trennender, tiefer Graben, derart in die Breite gewachsen, daß viele den Ausgang nicht mehr suchten. Auf dem Stationsflur fühlten sie sich sicher, waren zudem von Mengen Medikamenten in Trance versetzt, die beim Schlafen helfen und alle innere Unruhe und Konflikte bekämpfen sollten. Diese Patienten empfanden die mich quälende Atmosphäre des Eingesperrtseins und Zwangs sichtlich nicht mehr als bedrückend. Wenn sie überhaupt noch Angehörige hatten, die sich kümmerten und sie besuchten, dann vorwiegend in bemutternder und bevormundender Weise. Wenige ließen ihre »kranken Schützlinge« gewähren, hörten ihre Äußerungen und Gedanken geduldig an. Man sah wohl, daß sich manche Besucher Mühe gaben und dem Patienten gut wollten. Unsicherheit und Unwissen jedoch, teilweise auch Ängstlichkeit, bedingt durch Erzählungen der Angestellten über aggressive Verhaltensschübe, reizbare Verstimmungszustände oder Unruhe, die in völlige Apathie übergehe, verursachten dann aber auch Abwehrhaltungen. Sie selbst konnten sich in den kurzen Stunden ihrer Anwesenheit kein klares Bild machen, um tatsächlich beurteilen zu können, wie das Befinden und der Zustand ihrer Kranken denn wirklich waren.

Einziger Trost und Halt. Meine Zigarettenschachtel forderte sozusagen gleich drei weitere Leute, die in der Nähe gestanden hatten und nun herbeieilten, zum Betteln auf. Schienen Patienten auch weit weg in Gedanken, unansprechbar, und zeigten sie auch sonst keine Reaktionen: wenn es ums Rauchen ging, verpaßten sie selten etwas. Wie lieb sich alle für Tabakwaren bedankten, jemand mich gleich vor Freude umarmen wollte. Rauchen ist für viele Menschen in der Psychiatrie oft der einzige Trost und Genuß. Mit Zigarettchen, um die man angeschnorrt wird, kann man sich Sympathie verschaffen. Zigarettchen geben Halt und ein kleines bißchen Freude. Obendrein waren wir alle längst in Abhängigkeit geraten.

Tagesabläufe. »Aufstehen!« hieß es morgens. Das fiel nicht leicht, denn ich fühlte mich immer noch so matt von den Medikamenten des Vortages.
Die Zimmerkollegin setzte sich im Bett auf und steckte gleich eine Zigarette in den Mund. Nach ein paar hastigen Zügen setzte sie sich auf unseren Aufruf hin behäbig in Bewegung und verließ den Raum. Das Frühstück, das Bettenmachen und anschließend die Stationsbesprechung, zu der jeder erscheinen mußte, standen an. Wer fernblieb, bekam Ausgangssperre, und wer keinen Ausgang hatte, bekam andere Strafen. Gemeinsam sollten nun Probleme und Anliegen erörtert werden. Es wirkte alles aber eher wie eine Zwangszeit, die man absitzen mußte und bei der wenig Produktives herauskam. Der Stationsarzt leitete das Gespräch, damit es nicht in Geschrei, gegen-

seitige Neckerei oder gar Streit ausarten würde. Mitten im Saal kniete Michaela mit gefalteten Händen und betete. Als sie angewiesen wurde, Platz zu nehmen, verteidigte sie sich: »Ich bin die Jungfrau Maria, die heilige Jungfrau Maria!« Dann erhob sie sich und griff nach ihrer Handtasche. Diese schleppte sie überall mit hin. Im Außenfach steckte eine Illustrierte. Mochte sie auch schon Wochen alt sein und nicht mehr aktuell, so wurde sie trotzdem immer von neuem studiert.

Warum er gestern weggelaufen sei, so daß ihn die Polizei zurückbringen mußte, wurde ein Patient, Anfang Vierzig, gefragt. Er habe die guten Tropfen in der Apotheke geholt. Davon würde er ganz lieb. Er sprang auf den Arzt zu und streichelte ihm übers Haar. Dieser befahl ihm in strengem Ton, sich hinzusetzen. Außerdem ordnete er Ausgangssperre an und verbot ihm nochmals ausdrücklich, jemals wieder selbst Medikamente in Apotheken zu besorgen. Was nötig sei, bekäme er hier. Der Mann legte seine Stirn in Falten und trollte sich.

Samstage und Sonntage waren, außer wenn Angehörigen- oder Bekanntenbesuche kamen, die langweiligsten Tage. Um sich selbst mit etwas zu beschäftigen, fehlte alle Lust und Motivation. Alltags lenkte wenigstens der Dienstrummel etwas ab. Es kamen Neuaufnahmen, Besucher gingen zum Arzt, Personal kam aus Nachbargebäuden herübergelaufen. Man sah etwas anderes, und wenn es nur ein neues Gesicht war.

Das Gitterhaus. Was das für ein Trakt sei, fragte ich den Pfleger, als ich ihn die paar Meter zum Büro ins andere Haus begleiten durfte. Alle Fenster waren besonders breit vergittert, das Gebäude lag hinter einer hohen Mauer. Auf diese deutete ich mit dem Zeigefinger. Das sei das Gitterhaus für Patienten, denen es sehr schlecht ginge. Weil sie für sich und ihre Umwelt gefährlich seien, stünden sie dort unter permanenter, strenger Beobachtung. Sofort mißtrauisch geworden, unterbrach ich ihn mitten im Satz, um mich zu vergewissern, da nie selbst eingesperrt zu werden. Der Pfleger versprach, wenn ich brav sei und keine Dummheiten machte, bestünde kein Anlaß dazu. Schweigend setzten wir unseren Weg fort. Trotz meiner Angstgefühle wegen des Gitterhauses, überkam mich ein Hauch von Vertrauen. Dieser Pfleger vermittelte Väterlichkeit und etwas Halt.

Selbstgespräche. Gleich als wir zurück auf Station kamen, sah ich einen Patienten, der Zigaretten beim Pflegepersonal forderte und dabei krampfhaft seine Hand aufhielt. Das Sprechen fiel ihm schwer. Die Worte klangen wie gestottert, in tiefem, heiserem Ton. Mit derselben monotonen Stimmlage bedankte er sich und tappte dann mit weiten, schleppenden Schritten Richtung Schlafraum. Ich erfuhr, daß er Gregor heiße, sehr krank, unberechenbar und gefährlich sei. Er höre fremde Stimmen, die ihn bedrohten. Es wirke, als würden ihn diese beherrschen und ihm mitteilen, was er zu tun habe. Er sprach mit ihnen, und zwischendurch ertönte lautes, krächzendes Lachen. Wie quälend mußte alles für ihn sein! Manchmal schlug er wild um sich und biß. Früher sei es noch schlimmer mit ihm gewesen. Er habe nachts Patienten in ihren Betten verprügelt und mußte daraufhin längere Zeit ins Gitterhaus. Zur Zeit sei er ruhiger, bekomme aber auch große Mengen Dämpfungsmedikamente. Wenn er vom Personal Kopfschmerztabletten verlangte, bekam er zwei Tabletten aus Schachteln mit Beruhigungsmedizin. So handhabten sie es bei ihm meistens, damit er auf jeden Fall ruhiggestellt war. Häufig war Gregor so verwirrt, daß er vergaß zur Toilette zu gehen und sein »Geschäft« mitten ins Zimmer auf den Fußboden machte.
Bei den Mahlzeiten schöpfte Gregor große Berge Speisen auf seinen Teller, stopfte diese schaufelnd mit Suppenlöffeln in den Mund.

Danach spuckte er das meiste davon wieder aus. Es konnte einem der Appetit dabei vergehen. Ermahnen durfte man ihn nicht, denn er konnte dann sehr wütend werden. Ein neuer Patient, der Gregor noch nicht kannte, tat dies und handelte sich dafür eine tiefe Bißwunde ein, die sofort genäht werden mußte.

Vor Luttger, einem jüngeren Mann, brauchte man nicht ganz so viel Angst wie vor Gregor zu haben, aber auch seine Unberechenbarkeit erweckte Furcht. Wenn er in seiner schlacksigen Gangart über den Flur lief, schlug er vorbeigehenden Leuten manchmal unvermittelt auf den Rücken, mit solcher Wucht, daß es hinterher richtig schmerzte. Luttger erzählte von Christus und daß er selbst ein Heiliger sei, warf dabei seinen Kopf schwungvoll weit nach hinten, blickte nach oben in die Luft und verdrehte beide Augen total.

Ein zwanzig Jahre junger Mann saß stundenlang neben den Steckdosen an der Wand. Er führte wichtige Reden und entnahm den Steckdosen Antworten. Auch im Badezimmer hörte man ihn häufig kommunizieren. Er hockte am Wannenrand und unterhielt sich mit Hilfe der Brause, die er wie einen Telefonhörer ans Ohr legte. Dabei rückte er seine breitrandige Brille auf der Nase zurecht. Oh, interessante Dinge gab's zu besprechen! Nicht umsonst trug er den Spitznamen »der Herr Professor«. Zwischendurch gesellte sich ein kleiner, etwas untersetzter Mann hinzu und stellte sich mitten in den Raum. Meist grinste er, egal in welcher Situation. Wurden Fragen gestellt, erwiderte er hastig in kurzen, abgehackten Sätzen, die vom Lachen und Grinsen unterbrochen wurden. Plötzlich, wie aus heiterem Himmel, sprang Gregor auf und packte ihn an der Gurgel. Zum Glück kamen gerade zwei Pfleger aus dem Nebenzimmer, die die Situation bereinigten.

Krankhafter Eßtrieb. Ich wollte meine Marzipanschokolade aus dem Schränkchen naschen, doch sie war verschwunden. Ich mahnte meine Zimmerkolleginnen. Mein Schimpfen ermöglichte schließlich, die Übeltäterin zu entlarven. Es war Lissy gewesen. Der Blick der korpulenten Lissy richtete sich mit hängendem Kopf nach vorne, Richtung Fußboden. Ihre blonden schulterlangen Haare fielen in ihr Gesicht. Der Mund stand offen, so daß Spuckefäden heraustropften. Lissy stammelte unverständliche Worte und schlich im Schneckentempo, ihren Körper plump vor sich herschleppend, aus dem Zimmer. Ich erfuhr, daß sie sich alles Eßbare schnappe und sogar im Hof aus Mülltonnen Reste futtere. Mir wurde einiges klarer. Schon manchmal beobachtete ich sie im Speisesaal. Hatte sie längst fertiggegessen und standen aber am Nachbartisch noch Speisen, sperrte sie gierig die Augen auf, stürzte hin, schnappte zu und stopfte alles in den Mund. Nicht jeder Patient ließ sich diese Selbstbedienung gefallen. So mancher reagierte wütend. Nicht selten bekam Lissy dafür Schimpfe oder gar Schläge.

Festgehalten. Die Schwester eilte weiter, um sich um einen neuen Patienten zu kümmern, der ständig in Anfälle versank. Er schrie, krampfte und biß sich dabei so fest auf seine Lippen, daß sie stark bluteten und später genäht werden mußten. Er wurde fixiert, so daß er nicht aus dem Bett fallen konnte, falls weitere Anfälle folgten.
Nachdem Betreuer den ehemals wohl starken Patienten mittleren Alters von der offenen Station herüberbrachten, sahen wir, daß er sich wieder auf den Boden fallen ließ und da herumsuhlte. Selbst die Ermahnung der Schwester, vom kalten Boden aufzustehen, weil er sich sonst nur wieder eine Grippe hole, richtete wenig aus. Er war erst neulich vom Wochenendurlaub nicht zurückgekehrt. Man fand ihn im Wald mit aufgeschnittenen Pulsadern. Zufällig entdeckten ihn zwei Jogger. Zeitweise war er sehr aufgekratzt und nervös, dann wieder starken Depressionen verfallen. Er verweigerte in solchen Zeiten jegliche Nahrungsaufnahme.

Früher hatten ihn Schübe von Schwäche geplagt, die er jahrelang mit selbstverordneten »Wunderpillen« behandelte. Dieses Selbstbeschaffen von völlig ungeeigneten Tabletten hatte ihn schon in jungen Jahren geschädigt und in schlimme Ängste getrieben. Als er später vom Medikamentendrang geheilt war, wirkte er, als bedränge ihn eine Furcht vor dem Gesundwerden und als fühle er sich sicher in der Rolle des Kranken, der Hilfe, Fürsorge und Pflege braucht. Diese Angst verstärkte sich, je länger er sich durch Anstaltsaufenthalte vom äußeren Leben entfremdet und isoliert hatte: Es war die Furcht vor Selbständigkeit, Erwachsensein, eigenem Denken, die Furcht, Verantwortung zu tragen und Entscheidungen zu treffen. Der Mann lebte sonst bei seiner geschiedenen Mutter, die ihn geradezu verhätschelte. Man merkte sehr bald, daß er wohl nie einen ersten Schritt in die Selbständigkeit geschafft hatte. Zwar war er durch sein schlechtes Sehvermögen ziemlich behindert, dumm allerdings war er nicht. Seine Mutter schrieb und telefonierte fast täglich. Wegen der weiten Entfernung konnte sie, zu ihrem Bedauern, selten Besuche machen. Sie meinte es gut, zu gut, merkte nie, daß sie dem Sohn im Grunde schadete. Für die Mutter war es so leichter, denn sie brauchte nicht allein zu leben, nicht allein: im wahrsten Sinne des Wortes, denn sie umklammerte ihn auch seelisch fest, mischte sich in sein Privatleben ein und bevormundete ihn gänzlich. Der Sohn wirkte durch die permanente Unterdrückung recht unbeholfen. Diese ganze Erziehung war zu eingefahren, als daß man ihn mit einfachen Reden hätte ändern können, geschweige denn zur Einsicht bringen. Er selbst durchschaute nicht, daß wenn seine Mutter einmal sterben würde, er plötzlich auf sich allein gestellt wäre, zum ersten Mal im Leben. Zu spät wohl, um ohne größere Schwierigkeiten damit fertig zu werden. Schon jetzt zeigten sich Probleme. Veränderte sich irgend etwas in seinem Leben, das ihn forderte, kam also ein neuer Schritt, dann flüchtete er wieder in seine Depressionen und igelte sich in ihnen ein. Nach außen hin stellte er dann den apathisch Weggetretenen dar, der in immer kürzeren Abständen seine Krankenhausaufenthalte benötigte.

Wahn- und Wahrwelt. Fast alle Nächte waren sehr unruhig. Mitunter spazierte Michaela zum Waschbecken und kämmte ihr Haar, kniete nieder, betete zu Jesus und untermalte ihre Andacht mit lauten Seufzern. Störte man sie mit der Bitte, doch Ruhe zu geben, sich endlich ins Bett zu legen, dann wurde sie böse und schimpfte. Ein andermal rief Susanne nach ihren Kindern und schrie, daß sie sterben wollte, rannte auf den Flur bis vorne zur Tür und sprang mit mächtigem Gepolter dagegen. Unser Nachtpfleger verabreichte ihr Arznei, die erst Beruhigung und dann auch Schlaf brachte. Als Susanne diesen Lärm nachts wieder einmal ganz arg trieb und sonst keiner für Ruhe sorgte, hielt ich es nicht mehr aus und gab ihr eine Ohrfeige. Sie warf dann mit dem Mülleimer nach mir, traf aber nicht.

Man war dankbar, wenn es, leider selten, ruhige Nächte ohne Lärm und Gebrüll gab. Trotz Müdigkeit schlief man, galt Schlaf doch als geeignete Möglichkeit, sein Bewußtsein vom Klinikleben entfernen zu können, mit unterschwelliger Angst, weil es einigen Leuten sehr schlecht ging. Auch tagsüber fürchtete man sich vor Angriffen. Die gesamte Atmosphäre bedrückte sehr. Schwerstkranke waren mit weniger schweren Fällen untergebracht, alle auf engem Raum.

Freundschaft. Auch Lena schlief in meinem Zimmer. Wir knüpften schnell guten Kontakt, sprachen häufig miteinander und wurden richtige Freundinnen. Als auch ich nach ein paar Wochen alleine in den Anlagen spazierengehen durfte, gingen wir oft gemeinsam. Lenas Mutter besuchte sie fast jedes Wochenende. Sie brachte selbstgebackenen Schokolade- und Nußkuchen. Lecker schmeckte er. Sie

hatte wirkliches Talent zum Backen. Mitunter durfte Lena für zwei Tage mit nach Hause auf Urlaub.
Nach inständigem Bitten wurde ich in ein Zweibettzimmer verlegt. Nicht nur ruhigere Nächte gab es endlich in dem kleineren Schlafraum, sondern ein doppelter Grund zur Freude war, daß ich mich auch für Lena einsetzen konnte, damit sie zu mir ins neue Zimmer verlegt wurde. Daß in diesem Raum die Gardinen fehlten, spielte für uns keine Rolle. Sie waren vor Monaten Flammen zum Opfer gefallen. Ein Patient hatte sie angezündet, weil er hoffte, mit Hilfe des Feuers seinen Halluzinationen entfliehen zu können und seinen Leidensweg zu beenden.

Die Jungfrau Maria kommt. Gegen 21 Uhr abends wurde im Bademantel eine neue Patientin gebracht. Schwerer Kummer hatte sie völlig zermürbt und in Depressionen getrieben. Ein paar Tage mußte sie in einem anderen Krankenhaus zubringen, ehe sie zu uns verlegt wurde. Es ging ihr schon etwas besser. Ich stand gerade in verlorener Haltung an ihrer Zimmertür und schaute ins Leere. Lena befand sich gegenüber am Schrank. Michaela, die auf ihrem Bett die Bibel studierte, begrüßte Frau Ernst mit den Worten: »Jetzt kommt die Jungfrau Maria!«
Wer der Junge sei, erkundigte sich Frau Ernst kurz darauf und deutete mit dem Finger auf mich. Lena erklärte, daß ich ein Mädchen sei, bloß die Haare so kurz trage. Lena und ich freundeten uns schnell mit Frau Ernst an.
Eines Abends freute ich mich auf eine schöne Musiksendung im Fernsehen. Seit langer Zeit hatte ich nicht mehr ferngesehen. Außer mir war niemand im Raum. Ich schaltete das Gerät ein und ließ mich bequem nieder. Nach etwa einer Viertelstunde kam eine Patientin herein und schaltete den Sender einfach um. Ich betätigte den Knopf erneut. Es entstand ein heftiger Streit. Wir schlugen uns

und schimpften. Ich wehrte mich auch gegen den herzueilenden Pfleger und reagierte heftig, als er mich festhielt. Nach kurzem Kampf hatte er mich im Griff. »Sie blöder Ochse, Sie ...!« beschimpfte ich ihn. Erst Frau Ernsts Bereitschaft, mit mir über den Gang zu gehen, beruhigte mich.

Machtlosigkeit. Alle vierzehn Tage fuhren Pfleger mit einer kleinen Gruppe ins Schwimmbad der Stadt. Einmal entschuldigte sich Michaela, nicht teilnehmen zu können, weil sie ihre Periode habe. Der Pfleger glaubte es ihr nicht. Das sei gar nicht wahr, sie wolle sich nur drücken. Er drängte sie, die Hose herunterzuziehen. Ich lehnte am Türrahmen und hatte alles mitbekommen. Mich durchschauderte heftiger Ärger, der gleichermaßen mit Abneigung gemischt war. Ich eilte zu den zweien, forderte ihn nachdrücklich auf, Michaela in Ruhe zu lassen und stumpte ihn zur Seite. Natürlich entwickelte sich zwischen uns beiden ein Gerangel, wobei ich am Ende selbstverständlich unterlag. Ich war jedoch froh und erleichtert, daß ich Michaela von solchem Zwang befreit hatte. »Die denken auch, nur weil wir in der Psychiatrie sind, könnten sie alles mit uns machen und ihre Macht ausnutzen. So eine Unverschämtheit!«

Schrecken. Wie sehr genoß ich es, wieder einmal im Auto zu sitzen. Ein Pfleger hatte Lena und mich zu einer kurzen Besorgungsfahrt in die Stadt mitgenommen. Obwohl diese Tour nur etwa fünfzehn Minuten dauern sollte, freute ich mich, durch die Freiheit kutschiert zu werden. Wäre auf dem Rückweg nicht etwas Dummes passiert, hätten wir unseren Pfleger sicher öfters begleiten dürfen: Lena öffnete plötzlich während der Fahrt die Autotür und wollte sich hinausstürzen. Der Pfleger nahm es durch einen rettenden Blick in den Rückspiegel wahr, schwang seinen rechten Arm nach hinten,

packte Lena im letzten Moment fest am Jackenzipfel und lenkte den Wagen dabei vorsichtig an den Straßenrand.
Als ich gerade vom Rundgang im Garten zurückgekehrt war, bekam ich mit, wie Lissy, meine ehemalige Zimmerkollegin, im Bad von einem Patienten festgehalten wurde. Sie war hilflos und konnte sich nicht selbst verteidigen. Als er sie nicht in Ruhe ließ und immer mehr bedrängte, schlich ich aufgebracht und ängstlich aus dem WC, um nach Angestellten zu suchen, die Lissy schließlich befreiten.

Verantwortungslosigkeit. Abends, nachdem Lissy vom Personal gebadet worden war und ihr auch die Haare gefönt worden waren, tappte sie im Morgenmantel mit einer vollen Schachtel Streichhölzer und einer Zigarette ins Zimmer. Als sie diese anzünden wollte, fingen ihre langen, weit ins Gesicht hängenden Haare Feuer. Sie schrie. Zum Glück hörte Frau Ernst ihre Schreie in der Nähe und erstickte die lodernden Flammen mit Handtüchern.
Es sei total verantwortungslos, Lissy Zündhölzer zu geben und sie sich damit selbst zu überlassen, schimpfte Frau Ernst daraufhin im Dienstzimmer mit dem Personal. Wenn sowas nochmals vorkäme, würde sie es dem Oberpfleger melden! In diesem Satz klang wenig Hoffnung auf Erfolg. Man galt ja nur als Patient, eben als »Verrückter« in der Nervenheilanstalt. Wer wußte schon, ob Anschuldigungen überhaupt geglaubt wurden und nicht vom Personal, das alle Macht hatte, verdreht oder geleugnet, gar als Ausbrüche von Wahn unterstellt wurden. In vielen Situationen spürten wir sehr deutlich unsere Unterlegenheit.

Suizidgedanken. Lena äußerte vermehrt Selbstmordgedanken und sprach in tiefer Traurigkeit davon, sie wolle sterben, sich umbringen. Sie hatte es schon früher mehrmals vergeblich versucht. Schwere Depressionen quälten sie. Frau Ernst und ich probierten,

Lena zu trösten. Wir erzählten ihr Geschichten, oder Frau Ernst spielte mit ihr das Lieblingskartenspiel.
Des öfteren, wenn Lena abends nicht einschlafen konnte, unterhielten wir uns. Lena erzählte mir von ihrem kleinen Sohn zu Hause und daß ihr Mann sie vor vier Jahren wegen der Depressionen verlassen habe. Ihm sei beim Scheidungsprozeß der Sohn zugesprochen worden, weil sie ihn nicht richtig versorgen könne. Ab und zu, an Wochenenden, käme der Kleine nun zu ihren Eltern. Nur dann dürfe sie ihn sehen. Lena mußte sehr starke Medikamente einnehmen. Diese betäubten ihre immer von neuem aufbrodelnden, schmerzenden Probleme. Dazwischen weinte und seufzte sie immer wieder herzzerreißend, daß sie endlich sterben wolle. Ich ging zu ihr ans Bett, nahm sie in den Arm und versuchte, sie zu trösten, was wenig half.
Ich stand gerade beim Personal im Aufenthaltsraum, da kam Lena angerannt und rief, daß sich Susanne eben umbringen wolle. Wir sollten nur schnell kommen. Zuerst nahm es keiner ernst, weil auch Susanne immer nur davon sprach. Als Lena jedoch drängte, eilten wir schließlich hin. Susanne hing am Bettpfosten. Ihr Hals war mit einem Schal zugeschnürt, das Gesicht rot und blau angelaufen. Ein Pfleger holte schnell ein scharfes Fleischmesser aus der Küche und schnitt damit den Schal durch. Wir hoben Susanne auf das Bett und waren erleichtert und froh, als sie wieder zu sich kam. »Ich will sterben ... Ich will sterben«, schluchzte Susanne, stammelnd, in Abständen. Der herbeigerufene Arzt gab eine Injektion, außerdem wurde Susanne zur Sicherheit ans Bett fixiert. Dank Lena konnte sie noch gerettet werden.

Ich kann Versprechen nicht mehr glauben. Zweimal wöchentlich kamen Studenten in die Klinik, bastelten mit uns, gingen mit uns spazieren oder veranstalteten Grillfeste. Eine Studentin besuchte

Lena und mich dann auch allein. Manchmal besuchte sie uns ganz unerwartet. Es war eine außergewöhnlich schöne Situation, wenn außer zu verabredeten Besuchsterminen der Angehörigen überraschend jemand kam. Wie stolz fühlte man sich, wenn nach einem gefragt oder gar gesucht wurde. Und das nicht bloß, um Medikamente verabreicht oder sonstige Anweisungen zu bekommen.
Lena erzählte fröhlich, daß sie höchstwahrscheinlich in ein paar Wochen zu ihren Eltern entlassen würde. Frau Ernst, die erfahren hatte, daß ich nicht nach Hause konnte, weil es Mutter gesundheitlich noch nicht gut ging, versprach mir, wenn sie umgebaut hätten, hole sie mich hier heraus und ganz zu sich und ihrer Familie. »Holen Sie Vera unbedingt raus. Es ist so wichtig für sie«, befürwortete Lena sofort nachdrücklich Frau Ernsts Vorschlag. Ich freute mich sehr und fiel beiden um den Hals, wagte trotzdem nicht recht, daran zu glauben, weil ich mich schon so oft mit leeren Versprechungen hatte abgeben müssen, die in bitteren Enttäuschungen endeten. Auch andere Patientinnen hatten ähnliche Zusagen ausgesprochen, die aber nie in Erfüllung gingen.

Die Suche nach Halt. Mit dem achtzehnjährigen Hans spielte ich ab und an Tischtennis. Er gehörte zu den wenigen Patienten, mit denen man sich unterhalten konnte. Zumal Hans keine oder zeitweise nur minimale Dosen Psychopharmaka einnehmen mußte, wirkte er sehr wach und rege in seinem Denken und Handeln. Ich erfuhr, daß Hans die ersten Jahre seines Lebens im Kinderheim verbracht hatte und dann adoptiert worden war. Er sprach wenig über sein Schicksal, wich diesen Themen eher aus. Man merkte, daß sein Verhältnis zu den Eltern gestört war. Besuchten sie ihn, schrieben oder riefen sie an, verhielt er sich gleichgültig und ablehnend. Wieso er überhaupt in der Klinik war, blieb mir unklar. Hans fehlten eine wirkliche Bezugsperson und fester Halt. Er geriet schon in frühen Jahren an

Jugendbanden, mit denen er kleinere Delikte ausführte. Der Hang zu diesen Dingen blieb bestehen, er selbst war zu labil, um sich allein gegen seine innere Schwäche und Ungefestigtheit zu wehren. Die Initiative ergreifen, etwas selbst in die Hand nehmen, das konnte er nicht. Einige Chancen waren ihm gegeben worden: Bei seinen Arbeitsstellen, die ihm teilweise sogar ganz gut gefielen, fehlte aber die Kraft, durchzuhalten und Kündigungen vorzubeugen. Mit schlechtem Verhalten, Unehrlichkeit, Unpünktlichkeit oder gar Schwänzen verdarb er sich alle Möglichkeiten. Hans war hilfsbereit und sehr menschlich, er brauchte bloß einfach Führung, die ihm auf den richtigen Weg hätte helfen können, er brauchte vor allem Vertrauen und Zuwendung. Hans ließ sich oft hängen, wirkte deprimiert und ziellos, äußerte auch Selbstmordabsichten. Er grinste dabei, so daß man nicht wußte, war es im Spaß gesagt, als Drohung oder gar ernst gemeint? Ich denke, Hans' Reden diesbezüglich kam aus spontanen Eindrücken heraus, um von seiner Umwelt ein offenes Ohr und Aufmerksamkeit zu bekommen. Er äußerte damit Hilferufe auf Zuwendung, aber vor allem hoffte er, daß sich endlich etwas für ihn ändere.

Nach Hause, zurück zu den Eltern, wollte er nicht. Auf eigenen Wunsch wurde Hans, was man ihm problemlos gestattete, entlassen. Schon zwei Tage später allerdings tauchte er wieder im Klinikgebäude auf und erzählte, daß er keinen Job bekäme, tagsüber herumgammele und nachts auf Parkbänken oder in Wartehallen schliefe. Die wenige Verpflegung, zu der er sich illegal verholfen hatte, reichte längst nicht aus, um satt zu werden. Also brachten wir Patienten heimlich Lebensmittel, Obst vom Nachtisch, Brot oder Süßigkeiten. Dieser Zustand dauerte höchstens acht Tage, dann hatte Hans das Straßenleben satt. Seine Augen hatten breite schwarze Ränder von totaler Übernächtigung. Er ließ sich erneut im Krankenhaus aufnehmen, was die Leitung ausnahmsweise gestattete, und schlief erstmal drei Tage aus.

Ich möchte frei sein. Da ich jetzt näher an zu Hause war, konnte mich mein Freund Ralf öfters besuchen. Wir schlenderten dann Arm in Arm, von Glück erfüllt, über die schmalen Pfade durch die Anlagen. Wir waren derart in Wiedersehensfreude und Gespräche vertieft, daß wir die Krankenhausumgebung und die Patienten um uns gar nicht wahrnahmen. Ich saß anschließend meist in Gedanken versunken auf meinem Bett: »Warum darf ich nicht frei sein wie alle anderen draußen? Warum muß ich gefangen sein?« Fluchtgedanken hegte ich längst nicht mehr, denn ich war inzwischen gefügig geworden.

Das plötzliche, entsetzliche Gebrüll zweier Männer schreckte mich auf und riß mich aus meiner Grübelei heraus. Sie stießen wütende Schreie aus, die in unverständliche Laute übergingen. Einzig deutlich unterscheidbar war, daß Geschirr klirrend zerschmetterte. Obwohl ich mich gerne etwas bewegt hätte, blieb ich aus lauter Angst im Zimmer, verkroch mich zusammengerollt unter der Bettdecke. Erst später, als sich die wilde Schlacht lange schon beruhigt hatte, wagte ich hinauszugehen.

Der Drang zur Selbstbetäubung. Ich hatte lernen müssen, bei auftretenden Angstgefühlen vom Angebot der Ärzte und Pfleger Gebrauch zu machen und selber Zusatzmedizin abzuholen. Es fiel anfangs nicht leicht, da ich mich an früher erinnerte, wo ich das Zeug gar nicht brauchte, doch nun gab es Sicherheit und Ausgeglichenheit. Ein Unterschied bestand jetzt darin, daß der Körper sein Verlangen ohne Aggressionen oder Toben befriedigt bekam.

Klinikmacken. Frust zeigte sich in vermehrten Wutausbrüchen. Ich suchte nach Gelegenheiten zum Randalieren oder um verrückt zu spielen, indem ich gegen Türen schlug oder trat und mir mit unkontrollierten Gebärden und Gebrüll Aufsehen verschaffte. Es war

alles egal, jede Bemühung ums »Rauskommen« blieb letztlich sinnlos. Man nutzte den Aufenthaltsort, um zu spinnen, befand sich ja eh in der »Klapse« und konnte sich allen Irrsinn leisten. Es konnte einem schließlich nichts verübelt oder gar angelastet werden. Man dämmerte in der Rolle des unzurechnungsfähigen, schwerst kranken psychiatrischen Falles und genoß gar derartige Behandlung. Selbst die Furcht vor den Schmerzen beim Armeverdrehen durch die Pfleger hielt nicht davon ab. Ich wußte genau, an welchen Orten ich mich so gebärdete. Außerhalb, in der Stadt, unter fremden Menschen, wäre ein solches Verhalten nie in Frage gekommen, auch kein Wutausbruch oder Geschrei. Ich wußte etwaige Gefahren abzuschätzen. Auch hätte ich nie in Geschäften Scheren oder Messer vom Tisch genommen. Nein. Unterwegs benahm ich mich wie die anderen Passanten, wenn auch meine Körperhaltung und meine Bewegungen recht steif aussahen.
Auf das Klinikpersonal wirkte es, als bekäme ich während meiner Angstausbrüche nichts mit, dabei hörte ich sehr wohl. Ein Pfleger meinte zu seinen Kollegen, ich sei nur aggressiv gegen das Personal und nicht gegen Mitpatienten. Kurz darauf sah ich einen älteren Patienten, der gerade krampfhaft Bedarfsarznei erbettelte, sprang hin und gab ihm einen Klaps auf seinen Oberarm. Erst da begriffen sie, daß ich doch hörte und mitbekam, was geredet wurde. Ich ärgerte und schämte mich danach, daß ich vorher nicht richtig nachgedacht und mich auf diese Weise verraten hatte. Es wäre besser gewesen, wenn alle glaubten, daß ich nichts mitbekam. Das verhalf nämlich dazu, Dienstäußerungen von Angestellten über Diagnosen und was sie sonst nicht im Beisein der Patienten besprechen durften, zu erfahren. Je länger man im Anstaltsmilieu weilte, um so mehr häuften sich solche eigenartigen Verhaltensweisen. Man gewöhnte sich Macken an, führte damit Ärzte und Pflegepersonal auf manche Irrwege.

Dem Elend entflohen. Nachdem ich am Nachmittag mal wieder bis zur völligen Ergebenheit mit Spritzen betäubt worden war, nahm ich abwesend ein Wurstbrot von Lena entgegen. Sie brachte mir des öfteren nach solchen Betäubungsaktionen mein Abendessen ans Bett. Bevor sie heute den Raum verließ, sprach sie noch mit mir, was ich jedoch kaum verstand.

Mein Blick fiel nach mehrmaliger Aufforderung der Schwester, endlich aufzustehen, gleich auf Lenas unbenutztes Bett. Schon nachts plagten mich unterschwellig Aufregung und das Warten auf Lena. Wenn ich wacher war, warf ich Blicke zu ihrem Bett hinüber, es war immer noch leer und blieb auch leer, bis zum nächsten Morgen. Ich ahnte, daß etwas nicht stimmen konnte. Ungute Befürchtungen machten sich breit. Mittags veranlaßte der Stationsarzt ein Zusammentreffen aller Patienten im Aufenthaltsraum. Er berichtete, daß Lena tot sei. Sie habe sich nachts vor einen Schnellzug geworfen. Ich fing bitterlich an zu weinen, zitterte heftig, denn ich konnte und wollte diesen Tod nicht fassen, sofort wurde mir eine Beruhigungsspritze verabreicht.

Am nächsten Tag erwachte ich im Bett und fühlte mich wie gelähmt. Jede Bewegung strengte total an. Ich spürte fast nichts. Im Körper schien alles wie betäubt. Unter großen Schwierigkeiten erhob ich mich, um zur Toilette zu gehen. Die Knochen trugen Gewichte von Blei. Der Pfleger versuchte, mich zu trösten, und brachte wieder extra Beruhigungstropfen nach dem Frühstück. Ich aß kaum, denn der Magen schien wie zugeschnürt. Mein Gesicht fiel ins feuchtgeweinte Kopfkissen zurück. Lena sei jetzt bei Gott. Sie wäre sehr krank gewesen, wollte sterben. Jetzt müsse sie nicht mehr leiden, meinte der Pfleger. War Lena jetzt wirklich glücklicher? War es nicht so, daß sie nur gewaltsam ihr schmerzliches Leid abgebrochen hatte, aber dieses in einer anderen Welt weiterleben mußte? Ich zog die Bettdecke über den Kopf, denn ich wollte allein sein, versteckt vor allen, der ganzen Welt. Die Gedanken drehten sich laufend im Kreis . . .

Warum spritzten sie mir ausgerechnet am Tag, an dem Lena sich umbrachte, solche Mengen Medikamente, daß ich nur schlief? Hätte ich ihr nicht helfen können und sie zurückhalten? Warum bewachte das Personal sie nicht besser? Solche Überlegungen, die mich auch bei Paulas Suizid nicht in Ruhe gelassen hatten, quälten sehr. Ich konnte schon Paulas plötzlichen Tod schwer begreifen, aber bei Lena traf mich alles noch viel tiefer. Wir waren doch Freundinnen, teilten das Zimmer und viele unserer Stunden – und plötzlich war sie weg, von einem Zug zerstückelt und verstümmelt. Wir würden uns nie wieder sehen. Sie war zerbrochen an ihrer Verzweiflung, und keiner hatte ihr geholfen.

Lena wollte sich schon lange das Leben nehmen und »spielte« mit diesem Gedanken eigentlich immer. Sie probierte ihren Freitod mehrmals und schaffte ihn nie, nun aber hatte sie sich ihren Wunsch erfüllt. Lena wollte unbedingt sterben, tot sein. Wir hätten es nicht verhindern können. Selbst dann nicht, wenn wir sie nie allein rausgelassen und immer beaufsichtigt hätten. Irgendwann hätte sie es doch getan, spätestens nach ihrer Entlassung. Plagte sie vielleicht plötzliche Angst vor dem Rauskommen?

Frau Ernst kam ins Zimmer und wir beteten für Lena. Sie kam täglich nach mir schauen. Auch sie hatte der Vorfall sehr tief bewegt. Auf ihr Bitten hin ging ich mit über den Gang. Das Laufen fiel zwar anfangs recht schwer, aber ich gewöhnte mich schnell wieder daran.

An einem der folgenden Sonntage besuchte mich Vater. Schwester Berta hatte ihm bei seinem letzten Anruf, als er sich nach mir erkundigte, von Lenas Tod erzählt. Vater gab sich Mühe, mich aufzumuntern. Er brachte Süßigkeiten und ein Geduldsspiel mit, das ich bei anderen gesehen und mir schon lange gewünscht hatte. Wir gingen in den Park, weil so herrliches Wetter war. Das war seit mehreren Wochen das erste Mal, daß ich wieder nach draußen kam. Ich hatte zwar das Gefühl, daß mir die Natur und besonders das Singen der Vögel neue Kraft gäben, aber ich konnte mich kaum daran freuen, weil mich der Schmerz um Lena noch zu stark beschäftigte.

Auf Gnade angewiesen sein. Eine untersetzte junge Frau belegte Lenas Bett. Ihr ging es sehr schlecht, keine Unterhaltung war möglich. Sie sprach überhaupt kaum und konnte sich nicht mal alleine anziehen oder waschen. Die Toilette konnte sie auch nur selten aufsuchen, so daß es im Raum immer stank. Fast jede Nacht urinierte sie ins Bett. Morgens und abends stellte sich die Frau vor mein Bett und starrte mich an. Das war ihre Aufforderung, ich solle sie an- beziehungsweise ausziehen. Das Pflegepersonal tat es nur selten. Wenn ich es nicht machte, ging sie ins Nachbarzimmer, um von dort Hilfe zu erbetteln. Ihr Ehemann berichtete beim Besuch von früheren Klinikaufenthalten und daß dort mehrere Elektroschocks gemacht worden wären. Daraufhin habe sich ihr Gesundheitszustand immer mehr verschlechtert. Flexibles Mitdenken, auf Themen eingehen und reagieren wurde noch mühsamer für sie. Erhöhte Neigung zu völliger Apathie stellte sich ein.

Ein bißchen glücklich sein ... Nach ihrer Entlassung besuchte mich Frau Ernst hin und wieder mit ihrem Mann. Auch durften wir, ihre ehemalige Zimmergefährtin und ich, am Wochenende einen ganzen Tag mit Familie Ernst nach Hause fahren. Ich lernte ihre schon erwachsenen Kinder kennen, der Sohn älter, die Tochter jünger als ich. Viel beschäftigte ich mich mit den Katzen, welche zutraulich auf meinen Schoß sprangen und sich streicheln ließen. Auch den liebevoll angelegten Garten betrachteten wir. Es gefiel mir sehr gut bei Familie Ernst, so daß ich am liebsten dort geblieben wäre.

Ich freute mich riesig, daß ich mit noch anderen Patienten auf eine zweiwöchige Fahrt ins Gebirge fahren durfte. Natürlich fand sie in Begleitung zweier Ärzte und einiger Pflegekräfte statt. Ich fühlte ein richtiges Glücksgefühl auf der langen Busfahrt. Während wir langsam die geliebten Berge erreichten, strahlte ich übers ganze Gesicht, eine Regung, die seit Lenas Tod ausgeblieben war. Ich erinnerte mich an die Urlaube früher mit Eltern und Geschwistern.
Wir wohnten in einem kleinen Bauernhaus, das inmitten grüner Wiesen stand. Richtig gemütlich wirkten die Stuben durch den hell gefaserten Holzausbau. Wir kochten und versorgten uns gemeinsam. Jeder half mit. Wir verbrachten schöne Tage. Fast täglich machten wir kleine Wanderungen oder Spaziergänge. Je nachdem wie weit wir gehen konnten, teilten uns die Betreuer in Gruppen auf. Mit dem gemieteten Bus unternahmen wir längere Ausflüge. Vor dem Haus warfen wir uns Bälle zu oder spielten Federball. Hin und wieder überkam mich der Wunsch nach extra Arznei, der sich in Angstzuständen mit Krämpfen äußerte. Am letzten Abend saßen wir gemeinsam am Lagerfeuer und sangen zum Gitarrenspiel des Pflegers. Schweren Mutes mußten wir am nächsten Morgen den Bus besteigen – Rückfahrt zur Klinik.

Schauder bedrohlicher Angst. Nachmittags, die Sonne lugte ein bißchen aus den Wolken hervor, spazierte ich allein durch die Anlagen. Plötzlich kam ein Patient angelaufen und hielt mich fest. Auf Studententreffen hatte ich ihn schon einmal gesehen. Er zog und drängte mich, mit ihm in einen Raum im unteren Teil des Gebäudes zu kommen und sperrte schnell zu, so daß ich nicht mehr hinauskonnte. Wie er überhaupt zu dem Schlüssel gekommen war, war total unklar. Eigentlich hatte ausschließlich das Personal Schlüssel zu diesen Räumlichkeiten. Dort zwang er mich zu sexuellen Kontakten. Es war dunkel. Nur ein winziges Fenster spendete etwas Licht.

Auf dem Steinboden lagen alte Matratzen im Dreck verstreut, daneben leere Bierflaschen sowie Zigarettenkippen. Es stank muffig und war kalt. Es war furchtbar. Ich wollte mich losreißen, doch er umklammerte mich mit seinen muskulösen Armen. Seine Alkoholfahne ekelte mich obendrein. Er zeigte mir den Schlüssel mit einem hämischen Grinsen, meinte, daß ich ja sowieso nicht entkäme. Ich bettelte und flehte den Mann an, mich loszulassen: »Wenn man das mit Ihrer Schwester täte, was würden Sie da sagen?« Ich wußte nicht mal, ob er eine Schwester hatte, aber versuchte alles mögliche, um sein Mitgefühl zu erwecken und ihn zum Öffnen der Türe zu bewegen. Nach langem, eindringlichem Bitten ließ er mich in Ruhe. Ich eilte sogleich, noch zitternd vor Aufregung, auf Station. Angst hinderte mich, mein Erlebnis Ärzten und Pflegepersonal zu berichten. Würde der Mann Ärger bekommen, gäbe es dann Rache, oder würden meine Aussagen womöglich als unglaubwürdig dargelegt? Ich, die »Schwerstkranke«, bekäme vielleicht gar Halluzinationen unterstellt.

Am Spaziergang im Garten hinderten mich nun Bedenken, alleine zu sein. Meist schloß ich mich anderen Patienten an. Es wirkte das »Gitterhaus« jetzt noch unheimlicher auf mich, seit ich gehört hatte, daß dieser Mann dort einige Jahre wegen Sexualdelikten an Kindern verbracht hatte. Wenn da mal einer ausbricht ... Furcht davor veranlaßte mich, möglichst weite Bögen um dieses Gebäude zu machen.

Ins Heim? Ein Jahr später sollten wegen Umbaumaßnahmen die meisten Patienten auf andere Abteilungen oder auch in Langzeitheime der näheren und weiteren Umgebung verteilt werden. Auf Vorschlag der Ärztin sollte ich mir ein bestimmtes Heim zur »langfristigen Unterbringung« anschauen. Früher hätte mich diese Äußerung wahnsinnig deprimiert. Ich wäre in Opposition getreten.

Jetzt aber ertönte ein willenloses »Ja«. Körperliche Schwächen und Trancezustände zwangen mich längst zur Gefügigkeit. Es galt, froh zu sein, wenn sie überhaupt noch für mich nach Möglichkeiten suchten und mir Wege boten, endlich aus dem Klinikdasein zu entkommen.

In Begleitung zweier Ärzte und eines Fahrers startete die Fahrt ins Heim. Die Leitung wollte mich sehen und kennenlernen, wollte mir alles genau zeigen und vorführen. Es verunsicherte mich, daß gleich Ärzte zweier Stationen mitkamen. Ich nahm es aber, ohne mich darüber zu äußern, hin. Nach der netten Begrüßung berichtete der Leiter über das Heim, über seine Ordnung und Regeln. Angrenzend zum Hauptgebäude gäbe es eine Werkstätte, wo man durch Lernen und Arbeiten neue Selbstbestätigung bekomme, meinte er, mir zugewandt. Dort befänden sich verschiedene Produktionsbereiche, und da sei sicher auch was für meine Interessen dabei. Außerdem berichtete er von den Freizeit- und Sportmöglichkeiten. Dann zeigte man uns einen Film, der vor zwei Jahren dort gedreht worden war. Auf mich machte die fremde Atmosphäre einen leeren, bedrückenden, ja angstmachenden Eindruck. Allein jede freie Äußerung bei Fragen, welche plötzlich selbständiges Denken und Überlegen abverlangten, verkraftete ich kaum.

Während der besagte Film ablief und sich mehrere Leute auf Stühlen dazugesellt hatten, stieg Zittern und Krampfen empor. Die Ärzte reichten ihre Hand und hielten mich fest. Sie wollten nicht, daß meine Reaktion vom Heimleiter entdeckt wurde. Auf der Rückfahrt sprachen sie mir Mut zu, lobten das Heim und alle Gegebenheiten, die es biete. Ich wußte nicht recht, was ich sagen sollte. Mein unsicheres Gefühl war keineswegs verschwunden. Die Entscheidung nahm mir acht Tage später ein Brief ab. Das Heim begründete seine Absage mit meinem wohl doch zu schlechten Gesundheitszustand. Ich stünde vor allem noch unter viel zu hohen Dosen Psychopharmaka. Sie könnten die Verantwortung nicht übernehmen und hätten zudem keine Fachkräfte für derartige Fälle.

Mir erteilten die Psychiater nun nach langem Bitten endlich die Genehmigung, auf eine offene Station verlegt zu werden.

Etwas Erleichterung, doch wenig Hilfe. Ich fühlte sozusagen eine doppelte Erleichterung, weil die neue Abteilung weiter vom »Gitterhaus« entfernt lag. Ich mußte es jetzt nicht mehr beim Blick aus dem Fenster wahrnehmen. Richtig befreit schien das Leben, ganz ohne verschlossene Türen. Man konnte nach draußen, wann man wollte. Nur festgelegte Essens- und Gesprächszeiten mußten eingehalten werden. Den Schlafraum bewohnten wir zu dritt, eine Frau zwischen vierzig und fünfzig, die andere war über siebzig Jahre alt, und ich. Die betagte Patientin machte einen recht verwirrten Eindruck, wollte sich am Abend nicht ins Bett legen, stand immer wieder auf, irrte im Zimmer und auf dem Flur umher. Wir holten sie zurück. Es dauerte lange, bis sie schließlich im Bett blieb. Mitunter vergaß die Frau zur Toilette zu gehen und durchnäßte ihre Matratze. Sie war recht hilflos. Wir Patienten konnten, wenn sie sich gegen Anweisungen sträubte, nur wenig für sie tun.

Bei gutem Wetter legte ich mich manchmal zu anderen Patienten hinters Haus in einen Liegestuhl. Eine große Linde bot ihren Schatten an, für den wir recht dankbar waren. »Heiße, stechende Sonnenstrahlen verursachen Kopfschmerzen, Übelkeit und Kreislaufschwächen und vertragen sich nicht mit den starken Medikamenten!« so warnten die Pfleger. Überkam mich auch hin und wieder der Wunsch, die Augen zu schließen, mich einfach frischer Luft und Natur hinzugeben, so hinderte doch die Furcht davor. Es wäre unheimlich gewesen, nicht zu wissen, welche Leute am Haus vorbeigingen oder gar auf den Rasen kamen. Ich hatte vor so manchem Angst, besonders nach dem Erlebnis mit dem Patienten neulich.

Man konnte zwar jetzt draußen mehr unternehmen, durfte sogar alleine zur Stadt, aber das Leben lief alles in allem trotzdem stupide ab. Man langweilte sich im Aufenthaltsraum und schlürfte seinen Bohnenkaffee hinunter. Große Gläser Nescafé besorgten wir uns im Einkaufsmarkt, suchten uns die preiswerteste Sorte aus. Da es außer zu den festgelegten Essenszeiten kein heißes Wasser aus der Küche gab, entnahmen wir lauwarmes Wasser aus der Leitung. Hauptsache man hatte den herben Geschmack, obendrein das eintretende »Auflebgefühl«, was die dumpfe Müdigkeit etwas vertrieb. Dabei qualmten wir selbstgedrehte Zigaretten.
Ich beobachtete unter den Patienten, daß so manche nichts zum Frühstück aßen, sondern noch nüchtern schon die erste Zigarette rauchten. Auch gehörte es für sie zur Gewohnheit, bei leerem Magen ihre Medikamente einzunehmen.

Halt darüber draußen den Mund, was du drin erlebst! Ralfs Eltern luden mich am Wochenende zum Nachmittagskaffee ein. Sie wollten ein persönliches Gespräch, denn sie kannten mich bisher nur aus Ralfs Erzählungen. Bei Erdbeerkuchen mit Schlagsahne stellten beide Fragen, insbesondere bezüglich meines derzeitigen Aufenthaltsortes. Ich antwortete recht offen und berichtete von harmloseren, mir jüngst widerfahrenen Vorkommnissen. Für die Eltern war diese Welt wohl gänzlich fremd und schrecklich, so daß sie Ralf jeglichen Kontakt zu mir untersagten. Da er noch recht abhängig von ihnen war, tat er, was sie forderten. Anfangs schmerzte mich das Verhalten seiner Eltern fast noch stärker als die Trennung von ihm. Wir beide hatten uns durch den langen Abstand ziemlich auseinandergelebt, aber trotzdem fehlte er mir irgendwie. Das eintönige Klinikleben jedoch, geprägt von dem vielen Schlaf und den Dämmerzuständen, half schnell darüber hinweg.
Später war ich immer vorsichtig, hielt mich zurück und schwieg

auch Freunden und Bekannten gegenüber, bevor ich zuviel von bestimmten Ereignissen erzählte. Sofern mir am Kontakt spezieller Personen lag, durfte ich diese Erlebnisse nicht erwähnen. Tat ich's doch, zogen sie sich oft zurück, hatten auf einmal »keine Zeit« mehr oder hatten sonstige Ausreden. Nur für ganz wenige war das Thema Psychiatrie kein Tabu, nur denen erschien ich nicht als unheimlich, unnormal oder verrückt.

Werde ich hier jemals rauskommen? Auf der offenen Station wurde die Bedarfsarznei öfters verweigert. Ich kauerte mitunter lange zitternd auf Fußböden. Selbst wenn ich Stunden in solchen Lagen zappelte, verhalf mir das zu keiner Extradosis. Ich schüttelte die Hände und rannte unruhig hin und her, alles nutzte nichts. Einerseits brauchte ich den »Stoff«, andererseits wollte ich auf der offenen Abteilung bleiben, wo wenigstens die Eingangstüren unverschlossen blieben. Dann dachte ich wieder: »Eigentlich ist es doch egal, gefangen in bedrückender Klinikatmosphäre bist du sowieso. Wenn du hingegen schläfst oder nur dahindämmerst, kriegst du alles wenigstens nicht so deutlich und voll bewußt mit.« Dieser Zwiespalt bereitete mir einen richtigen inneren Kampf. Was sollte ich tun?
Der Aufenthalt im Krankenhaus und das Dasein überhaupt schienen mir immer sinnloser. Resignation steigerte sich in tagelange Depression, wobei ich mit hängendem Kopf und schleppendem Gang umherlief. Mitmenschen ins Gesicht, geschweige denn in die Augen zu schauen, bereitete mir Schwierigkeiten, bald brachte ich es überhaupt nicht mehr fertig. Meine äußere Haltung spiegelte das Bild meines Inneren, zeigte meine Leere und Öde. Ich verfiel in matte Eintönigkeit, blieb unfähig zu jeglicher Gefühlsregung.
Ideen durchkreuzten meine Gedanken: Was wäre, wenn ich mich auf der Straße vor ein vorbeifahrendes Auto stürzte? Brächte mir das Freiheit? Würde die Außenwelt meinen Hilferuf erkennen? Immer

häufiger durchtrieben mich solche Grübeleien, doch ich verwarf sie mit jedem Funken neuer Hoffnung: sei es, daß ich irgendeine Zuwendung oder einfach ein freudiges Ereignis, wie Post oder Besuch, mir zur Hoffnung nahm. Selbst aus kleinsten Fünkchen Licht schöpfte ich etwas Halt, um durchzuhalten und der Seele dadurch Atem zu geben. Allein ein nettes Wort oder eine Geste von Angestellten konnten aus der tiefen Versunkenheit heraushelfen.
So darbte ich tagein, tagaus vor mich hin, ohne jegliche innere Kraft. Wenn meine Angehörigen anriefen, weinte ich am Telefon. Ihr Trost half wenig. Meine Stimmung fiel immer tiefer in einen dunklen Verzweiflungstrübsinn, und ich lachte kaum noch, hatte es fast verlernt.

Aufbewahrung im Alter. Dr. Ch., der Arzt vom Nachbargebäude, beäugte mich, als er mit unserem Stationsarzt zusammentraf. Ich steuerte in apathischer Umnachtung schleichend auf das Fenster zu, lehnte mich dann, die Stirn in Falten gelegt, gegen die Scheibe und ließ beide Arme runterhängen. Dr. Ch. fiel mein Verhalten sofort auf und er fragte interessiert, welche Symptome mein Krankheitsbild denn im einzelnen aufweisen würden. Am wichtigsten war für ihn, ob ich morgen verfügbar wäre: Es hätten sich mehrere Medizinstudenten, für die er noch Patienten zum Vorzeigen brauche, angesagt.
Die Station von Dr. Ch. beherbergte größtenteils ältere Menschen. Sie waren liegend, zur Seite gebeugt, in Sesseln, Stühlen oder Rollstühlen versunken. Eine auffallende Ruhe bemerkte man. Außer wenn einige Schwestern oder Pfleger über den Korridor eilten, um nötige Arbeiten und Pflichten zu verrichten, hörte man kaum Geräusche. Die alten Leute wirkten müde, manche schliefen. Bloß wenige bewegten sich oder gingen gar ein paar Schritte. Draußen im Garten hatte ich diese Patienten noch nie gesehen, wußte gar nicht,

daß es sie hier im Klinikgelände gab. Sie taten mir leid. Ich sah, daß sie noch viel hilfloser als ich waren. Körperliche und geistige Beschwerden hinderten sie daran, zu sagen, zu fordern, was sie wollten, geschweige denn zu probieren, sich wenigstens etwas durchzusetzen, um nicht ganz isoliert zu sein.
Nach etwa zwanzigminütigem Warten forderte mich ein Pfleger auf, ihn zu begleiten. Im Raum hörten sieben oder acht Studenten aufmerksam zu, was Dr. Ch. berichtete. Als ich eintrat, wurde mir ein Stuhl zugewiesen. Der Arzt und die Studenten stellten Fragen. Sie wollten über mein Leben, meine Krankheit, meine Kindheit, Jugend und über den Aufenthalt jetzt hier einiges wissen: Wie ich mich fühle? Wie lange ich schon hier sei? Worin meine Schwierigkeiten vorwiegend lägen? »Kannst du dir vorstellen, jemals ohne deine Ängste zu leben?« fragte ein junger, großgewachsener Mann. Ich schwieg, wußte nicht so recht darauf zu antworten, denn ich konnte mir in Wirklichkeit ein angstfreies Leben nicht mehr vorstellen. Aber ich wollte nicht etwa durch eine falsche Äußerung die Diagnose bestätigen und einen erneuten Grund liefern, für immer in der Klinik bleiben zu müssen. Wie und was ist ein Leben ohne Angst und ohne den Schutzmantel bestimmter Krankheitssymptome? (Ich möchte bewußt das Wort »Schutz« gebrauchen, denn Angst schützt uns vor Gefahren, auch wenn es nur vermeintliche sind.)

Ist alles Traum – oder Wirklichkeit? Nach unserer Mittagspause half ich am Kiosktresen aus, verkaufte Kaffee, Limonade und Naschereien. Das gab wenigstens etwas Abwechslung vom stupiden Dahinvegetieren, auch wenn Müdigkeit die Augenlider so manches Mal zu schweren Lasten machte. Andere Patienten gingen zur Werktherapie. Dort verrichteten sie einfache Produktionsarbeiten im hauswirtschaftlichen Bereich oder handwerkliche Tätigkeiten. Der kleine Verdienst lockte als Taschengeld für Tabakwaren, Getränke und Süßigkeiten.

Als Herr und Frau Ernst mich wieder besuchten und wir in die Stadt zum Eisessen fuhren, versprachen sie, mich in zwei Wochen für ganz nach Hause zu holen. Mit ihrem neuen Hausanbau klappe es jetzt doch noch nicht nach ihren Vorstellungen. Sie hätten mit den Ärzten und meinen Eltern bereits darüber gesprochen. Alle Ärzte hatten sie eindringlich vor dem Aufhalsen einer solch schweren Aufgabe gewarnt, denn ich sei eine unheilbar kranke Patientin, die ständige Aufsicht und Betreuung innerhalb einer Anstalt brauche. Herr und Frau Ernst ließen sich keine Angst einreden. Sie setzten Vertrauen in ihren Entschluß und in mich. Unsere große Sympathie zueinander hatte die Basis dazu gelegt. Ich freute mich so unwahrscheinlich, daß ich beiden um den Hals fiel und sie fest drückte.
Meine riesige Freude wurde freilich von der Furcht gebremst, daß etwas dazwischenkommen könne und ich doch in der Klinik bleiben müsse. Mir schien das Versprechen eher so, als hätte ich einen wunderschönen Traum gehabt, den ich zwar als wahr wünschte, der aber nie geschehen würde.
Frau Ernsts Anruf überraschte mich: »Wir wollen dich schon heute Abend, nicht erst wie verabredet in ein paar Tagen, abholen.« Ich konnte diese frohe Botschaft schwer glauben, auch daß sie mit der Station alles schon geregelt hätten und alle Bescheid wüßten. Ich hätte jedem, der in meiner Nähe stand, um den Hals fallen können. Vor lauter Glück und als Ausdruck inneren Strahlens fehlten mir momentan die Worte. Es lief mir vor Aufregung ein prickelnder Freudenschauer über den Rücken. Richtiges Reisefieber packte mich, und doch war da plötzlich ein Mißtrauen, das mich vor überschwenglicher Freude zurückhielt. Kann, darf ich es glauben? Sollte ich endlich erlöst werden aus aller Bedrückung? Ist das wirklich wahr? Es schien mir alles immer noch wie ein ganz großes, unerreichbares Glück.

Der Weg zum Licht. Familie Ernst holte mich ab. Ich fühlte mich immer noch wie in einem wundervoll bezaubernden Traum. Ich war inzwischen einundzwanzig Jahre alt. Lange Zeit verstrich, ehe ich begreifen konnte, daß es Wirklichkeit war. Unterschwellige Befürchtungen quälten mich, wieder ins Psychiatriedasein zurückzumüssen. Unbeschreiblich kostbare Erlösung bedeutete mir die Tatsache, mich wieder alleine in Freiheit bewegen zu dürfen. Überwältigend, nach Jahren im Auto mitzufahren, ohne bedrängende Last im Rücken, ohne Druck vor Strafen, wenn man Ausgangszeiten nicht genau eingehalten hatte.

Ein menschliches Wrack. Ängste wie ein Kind. Ich war zum menschlichen Wrack geworden, ein Pflegefall, der neu lernen mußte zu leben, sich zurechtzufinden. Selbst alltägliche Kleinigkeiten wie Obst schälen, Fleisch schneiden und mit scharfen Messern umgehen, das alles bereitete mir Schwierigkeiten, erweckte Angst. Die lange Isolation hatte mich von diesen Dingen gänzlich entfremdet. Stärker befahrene Straßen konnte ich nicht alleine überqueren und die starken Medikamente dämpften und trübten auch weiterhin mein Bewußtsein. Tagsüber spielte ich mit Familie Ernsts Hunden und Katzen, blätterte in Katalogen, begleitete Frau Ernst, die ich »Mutti« rief, in den Ort zum Einkaufen oder um Bekannte zu besuchen. Es freute mich, wenn ihre Kinder vom Arbeiten heimkamen. Der Sohn hielt sich seltener zu Hause auf. War er da, unterhielten wir uns hin und wieder. Meist aber hatte er beruflich eine Menge zu tun oder besuchte seine Freundin, mit der er dann später eine Wohnung mietete. Die Tochter war öfters daheim. Auch brachte sie Freundinnen mit. Wir beschäftigten uns gemeinsam, wippten bei Sonnenstrahlen im Garten auf der roten Hollywoodschaukel, quatschten, hörten Musik oder guckten fern. Solche Augenblicke genoß ich, denn ich hatte Ansprechpartner, die mitdachten: wie ungewohnt nach der langen Zeit tagein, tagaus in Umgebung von kranken Menschen, die sich, wie ich selber, in stark gedämpftem Zustand befanden, dahinvegetierten. Obendrein fühlte ich mich bei den fast gleichaltrigen Leuten bald gut aufgehoben.

Hin- und hergerissen. Sehr schnell zeigte sich aber, daß ich mit den jungen Menschen keineswegs mithalten konnte. Es lag nicht an den teilweise verschiedenen Interessenrichtungen, nein, irgendwie offenbarten ihre Reaktionen mein fremdes, anderes Verhalten, meine »Lächerlichkeit«. Einige Mädchen nutzten das aus, machten sich insgeheim lustig oder veräppelten mich, was mein ungeheuer starkes Mißtrauen noch mehr aufbrachte. Ich fand kein geeignetes Mittel zur Gegenwehr in solch bloßstellenden Momenten. Nur innerlich plagte der Schmerz mich sehr. Manchmal verzog ich mich und weinte. Der Drang zur Flucht in krankhafte Symptome kam in mir auf.
Bemerkungen von Nachbarn oder Bekannten zu Mutti, auch in meiner Gegenwart, von wegen: »Was? Ihr habt das Mädchen aus der Psychiatrie geholt? Da habt Ihr Euch aber was aufgeladen, das hätte ich nicht getan!« Sogar aus dem Munde eines Pfarrers war so etwas zu hören und tat sehr weh. Wie ein Stück Dreck, als schäbiger Nichtsnutz kam ich mir vor. Ich sprach diesen Kummer nicht aus, sondern suchte Trost in der entgegengebrachten Liebe und dem enormen Verständnis von Familie Ernst.
Erst wenn es einem schlecht geht und man auf Hilfe anderer angewiesen ist, bekommt man ein kritisches Auge dafür, wie unterschiedlich sich Mitmenschen verhalten. Bei den meisten stieß ich auf Ablehnung, wohl auch aus Unwissen – oder Unsicherheit, ebenso aus falschem Mitleidsgetue. Dafür gaben ganz wenige so viel Halt und Kraft, die Schwächen der anderen zu überwinden.
Vorwiegend störten nun eine dumpfe Müdigkeit und ein häufiges Verwirrtsein durch Medikamente, beispielsweise lauteten »Äuße-

rungen« während angsttreibender, quälender Wahnvorstellungen so: »Die Möbel, alle Schränke werden zunehmend größer, kommen näher, sie wollen mich erdrücken!« Außerdem störte mich meine Furcht vor selbständigen Handlungen, wie etwa alleine im nahegelegenen Supermarkt einzukaufen oder Mutti beim Abwaschen das scharfe Brotmesser abzutrocknen. Ich schämte mich für das mitunter seltsame, im »äußeren« Leben unpassende Verhalten, wenn sowohl Ängste als auch plötzliche Krämpfe und das Zittern mich übermannten. Ich wünschte mir so sehr, gerade wie alle anderen jungen Mädchen zu sein. Manchmal gingen sie zum Tanzen in Diskotheken, sprachen über ihre Freunde. Ich wollte mitreden. Also erzählte ich Dinge, teils erfunden, teils aufgebauscht, um ihr Interesse zur wecken, mich zu behaupten, merkte dabei aber nicht, wie lächerlich ich wirkte und wie wenig ernstgenommen das wurde. Wenn Mutti solche Situationen zufällig erlebte, verteidigte sie mich, was im Moment zwar half, das Ansehen bei den Mädchen jedoch noch tiefer sinken ließ.

Unterschwellig belasteten mich Gewissenskonflikte gegenüber der Tochter. Ich brach plötzlich als erwachsenes Kind in diese Familie ein, nahm Frau Ernst intensiv in Anspruch. Schließlich ist es ja ihre Mutter, dachte ich beschämt, wenn sie dazukam, als ich Mutti gerade drückte oder sie mich in den Arm nahm. Andererseits hing ich stark an Mutti, hatte schon im Krankenhaus inniges Vertrauen zu ihr gefunden, wollte ihr meine Liebe und Zuwendung zeigen. Außerdem war da noch mein ungewohntes, merkwürdiges Benehmen, woran sich die Tochter gewöhnen mußte. Nach Wochen fühlte ich Glück und Erleichterung, als auch zwischen uns beiden stärkeres Vertrauen, ja Freundschaft wuchs.

Ich will es doch schaffen. Zunehmend deutlicher zeigten sich die Nebenwirkungen von Arzneien: meine Schwierigkeiten, zu reagieren, mitzudenken, Fragen zu beantworten, obwohl ich alles hörte und mitbekam, was passierte. Sprach man mich an, antwortete ich häufig nicht sofort. Es machte mir einige Mühe, spontan auf eine Sache einzugehen, durch Überlegen gezielte Äußerungen zu geben. Obendrein barg diese Langsamkeit einen gewissen Schutz, mich, wenn nötig, »in meine Welt« zurückzuziehen.

Es fehlte mir die Kraft, aufrecht und gerade zu sitzen. Ich sank statt dessen in mir zusammen. Mit gekrümmtem Rücken, den Kopf nach vorne gebeugt, hing ich im Stuhl. Der Mund stand vom schief verkrampften Gesicht halb offen, die Augen starrten auf einen Punkt am Fußboden. Ebenso begrenzten sich meine Antriebskraft, meine Energie und mein Willen auf ein Minimum. Ich bot, trotz allem Glück und trotz aller Freude wegen der geschenkten Freiheit, den Anblick eines kleinen großen Kindes, eines Menschen, welchem etwas weggenommen worden war, ein Teil seines Innersten.

Ich wollte meinen Trancezuständen ein Ende bereiten, indem ich beschloß, eigenständig alle Medikamente auf einmal abzusetzen. Dabei durchdrang mich eine gewaltige Willenskraft. Außerdem wollte ich mir so sehnlichst meinen schon im Jugendalter gehegten Wunsch erfüllen, den Führerschein zu machen, um ein Auto fahren zu können. Daß man dazu volle Reaktions- und Konzentrationsfähigkeit brauchte, wußte ich. Ein paar Fahrstunden hatte ich bereits absolviert. Mir war jedoch klar, daß zwar meine Arzneiverordnungen herunterdosiert waren, daß mein Zustand aber noch nicht dem geforderten, ganz wachen Bewußtsein entsprach. Ich glaubte nicht daran, die Prüfung so schaffen zu können, geschweige denn, allein ein Kraftfahrzeug zu führen, obwohl ich weniger Ängste vor der Selbständigkeit als vor der Verantwortung fühlte.

Ich rechnete damit, daß nach langjähriger Medikation starke Entzüge wohl unvermeidbar sind. Ich wollte jedoch alleine kämpfen und die künstliche Beruhigung ein für alle Mal hinter mich bringen. Der Unterschied zeigte sich schnell durch Schmerzen in den Gliedern. Fast jede Bewegung erforderte noch mehr Kraftaufwand. Ich saß regungslos auf einem Stuhl oder im Sessel, blickte in ein »Loch«, vertraute darauf, daß nur die ersten Tage so problematisch seien. Ein Warenhauskatalog lag auf meinem Schoß. Ich vergaß zu blättern, hockte mit hängendem Kopf, rührte mich nicht, stierte auf nur ein Blatt. Ich betrachtete die gedruckten Fotografien schon lange nicht mehr, schlief sozusagen gedankenlos mit offenen Augen. Krampfzustände besserten sich zwar deutlich, doch bereitete mir das Sprechen gewaltige Mühen, was sich von Woche zu Woche verschlimmerte, bis ich gar nicht mehr reden konnte. Trotz eiserner Versuche klappte es auch mit viel Probieren und heftigen Anstrengungen nicht mehr. Mein Befinden besserte sich nicht, im Gegenteil, es wurde schlechter. Wenn meine Blicke sich nicht in starrer Haltung nach innen richteten, rollte ich stundenlang, auf stupide Art und Weise, zwei Spielzeugautos am Tisch übereinander. Allein das Zuschauen schon machte meine Mitmenschen nervös.

Den Kampf verloren. Letztendlich ging ich freiwillig wieder in die Klinik, um die Medikation neu einstellen zu lassen. Familie Ernsts Versprechen, anschließend erneut zu ihnen zu dürfen, unterstützte den mir nahegelegten Entschluß. Einerseits deprimierte es mich, daß ich den Kampf gegen die Chemie verloren hatte, andererseits mußte ich zugeben, daß ich in der jetzigen Lage am tiefsten Punkt meines hoffnungsvollen Versuchs angelangt war, und ich konnte ihm allein nicht entweichen. Später würden alle Arzneien unter ärztlicher Kontrolle abgesetzt, hatte Mutti mir zum Trost noch mitgegeben.

Fixiergurte, vom Personal vorsorglich am Bett befestigt, gehörten schon bei meiner Ankunft zur Zimmerausstattung. Die Zeit auf Station verlief ähnlich wie alle langen Zeiten zuvor. Nur kannte ich schon alle Gesetze und Gepflogenheiten. Bloß Monate lagen dazwischen, da gehörte ich noch zum »Inventar« dieser Abteilung. Nur in einem, ich möchte sagen: dem wichtigsten Punkt unterschied es sich, denn ich wußte von Familie Ernst, der ich vertraute, daß ich bald wieder zu ihnen nach Hause dürfte. Diese Aussicht stellte den so bedeutsamen Halt dar. Es war kein Dahindarben ins Ungewisse. Dieses Ziel, diese Perspektive vermittelte Kraft und Mut, das karge Psychiatrieleben sowie alles, was dazu gehörte, leichter und besser ertragen zu können.

Aufregungen und Vorfälle, die ich dort erlebte, beschäftigten mich nicht so sehr wie damals: etwa als eine noch verhältnismäßig junge Patientin ihr Radiokabel als Strick benutzte und sich lebensgefährlich damit strangulierte. Hätte nicht durch Zufall eine Schwester, die Blutdruck messen wollte, ihr Zimmer betreten, wäre alles schlimm ausgegangen. Das Geschehnis beunruhigte mich schon, auch der Anblick der rot unterlaufenen Augen dieser Frau, obendrein ihr starr-trauriger Gesichtsausdruck, als sei alles Leben aus ihr entwichen. Doch ich stand solchen Erlebnissen gleichgültiger als früher gegenüber. Der Tod von Mitpatienten hatte damals tiefe Wunden gerissen und mich gezwungen zu erkennen, daß ich am wenigsten diejenige war, welche helfen konnte, auch wenn ich noch so sehr um sie gekämpft hatte.

Dahinvegetieren. Ich selbst war ein hilfsbedürftiges Stück Mensch, das alles über sich ergehen ließ, was gefordert wurde. Unser Ober- und Stationsarzt sprachen selten mit mir. Es gab keine spezielle Förderung, geschweige denn Sprech-, Schreib- oder sonstige Therapien. Selbst die Körperuntersuchung wurde versäumt. Ich erhielt Medikamente, Essen und ein Bett. Nicht nur wegen meiner fehlenden Sprache, auch sonst wurde mir mein hilfsbedürftiger Zustand gegenüber anderen Patienten bewußter. Hier und da vom Personal spärlich geäußerte Worte, deren Inhalt ein nicht selten belastendes Mitleidsgefühl artikulierten, trugen dazu bei. Eine Verständigung durchs Schreiben fiel miserabel aus, weil es gehörige Mühe bereitete, meine schlecht lesbaren Buchstaben zu entziffern. Ich fühlte mich weiter in die Ecke gestellt, beiseitegedrängt. In nach vorne gekrümmter Haltung ging ich tagein, tagaus stundenlang über den Gang.

Am Leben teilnehmen, doch die Sprache fehlt. Bei der Entlassung hieß es: »Wir können nichts mehr für Vera tun. Sie bleibt weiter arbeitsunfähig. Eine Besserung ihres Zustandes ist nicht mehr zu erwarten. Vera wird wohl immer Betreuung brauchen.«

An Nebenwirkungen von Medikamenten hatte ich mich inzwischen wieder gewöhnen müssen, versuchte ihren Nachteilen wenig Beachtung zu schenken, verdrängte sie eher. Mir ging es vor allem insofern besser, als ich wieder Interesse an Dingen zeigte und reger am Leben teilnehmen konnte, hingegen starre Grübelhaltungen immer seltener einnahm. Schöne Erlebnisse bei Familie Ernst taten mir gut.

Mitunter reisten meine Eltern zu Besuch an, oder wir fuhren mit dem Auto zu ihnen hin. Gespräche über mich und mein Befinden vernahm ich ohne jede Reaktion. Ich erkannte deutliche Unsicherheiten, fast ängstlich verhielt sich mein Vater. Mitleidsvoll wurden besonders von ihm meine ausbleibenden Reaktionen beobachtet, er umsorgte und bemutterte mich übermäßig mit Hilfe, sooft sie ihm angebracht erschien. Die Eltern sahen mit Schrecken, was nach den vielen Jahren Klinikzeit aus mir geworden war. Innerlich schmerzte ihr Mitleid sehr. Ich schämte mich manchmal, bei einfachen Handgriffen Hilfe in Anspruch nehmen zu müssen.

Das wichtige Miteinander. An Wochenenden, wenn es der Terminplan von Herrn Ernst erlaubte, fuhren wir ins Blaue. Auch wenn ich teilweise Landschaften von schönen Bergen und Seen kaum wahrnahm, so genoß ich doch einfach die langen Autoausflüge. Familie Ernst sprach häufig miteinander, beredete Erlebnisse, diskutierte Probleme. Alle Anwesenden wurden mit einbezogen und für voll genommen. Sie nahmen mich nicht als behinderte, schwache, kranke Person wie fast alle Mitmenschen, sondern schulten den Geist, der in mir steckte. Durchkreuzte auch mein Weggetreten- und Gedämpftsein häufig ihre Versuche, so konnte man meine erbrachten Äußerungen aber nicht als dumm bezeichnen. Blieb mitunter auch nur ein kleiner Teil vom Erzählten im Gedächtnis haften, so antwortete ich doch auf Themen, trug Ideen und Vorschläge bei, sogar wenn Herr Ernst mir von seinen handwerklichen Tätigkeiten berichtete und diese erst erklärte. Dieses Anerkanntwerden als Mensch, diese Unterstützung bei der Suche nach der eigenen Persönlichkeit, woran es schon im Kindes- und Jugendalter daheim mangelte, gab Selbstbestätigung. Ich fühlte mich nicht mehr wie die »Irre aus der Klapse«. Viele Unternehmungen machte Familie Ernst zusammen: Ihre Gemeinschaft, ihr Miteinander, ihre Liebe gaben mir viel Kraft.

Abschied nur äußerlich. Zwei Jahre lebte ich bei Familie Ernst, als meine Eltern mich nach Hause holten. Mutters Gesundheitszustand hatte sich im Laufe der Zeit so konstant stabilisiert, daß sie sich das zutraute. »Mutti« aber ging es zur Zeit nicht so gut. Zuvieles Arbeiten belastete ihre Nerven. Außerdem litt ihre Schwiegermutter arg an einem schweren Leberleiden und bedurfte intensiver Pflege, die Mutti vereinnahmte. Die Entfernung zwischen meinem Elternhaus und Familie Ernst betrug nicht mal fünfzig Kilometer. Häufiges Wiedersehen wurde natürlich einkalkuliert, weil es uns sehr am Herzen lag. Auch mit regelmäßigen Telefonaten, wobei ich mich allein durch Geräusche bemerkbar machte, hielten wir den engen Kontakt aufrecht.

Schrittweises Lernen. Bruder Heinz war inzwischen zum jungen Mann herangewachsen. Das Wiedersehen freute uns beide. Ich war überglücklich, die Geborgenheit des Elternhauses zu spüren und fühlte mich wohl in meinem umgeräumten Zimmer. Eine neue, sehr helle Tapete schmückte alle Wände, die im Farbton auch zum Einbauschrank paßte. Die Helligkeit, betont durch das Tageslicht, rief eine positive Stimmung hervor.

Daheim fiel mir meine Hilflosigkeit und mein Angewiesensein noch deutlicher auf, weil ich mich mit der Zeit vor den Klinikaufenthalten verglich. Wege, die ich früher spielend allein bewältigte, schaffte ich nur noch im Beisein einer Begleitperson. Meist lief Mutter mit. Ich fühlte mich wie ein kleines Kind, das alles erst gezeigt kriegt und neu erlebt, das Schritt für Schritt lernen muß, sich zurechtzufinden. Mutter brachte mir mühevoll auch einfachste Handgriffe bei. Wegen meiner total verkrampften Finger war das Schreiben längst unmöglich geworden. Während bis jetzt eine mühsame Verständigung nur über eine ABC-Tafel möglich war, übte Mutter mit mir in geduldvollen Stunden zu schreiben. Buchstabe für Buchstabe bot mit der Zeit ein immer lesbareres Bild. Ich war begeistert, wenn Dunja und Daniela, die seit vielen Jahren ausgezogen waren, für Stunden nach Hause kamen. Ab und zu besuchten uns auch Verwandte, Freunde oder Bekannte. Ihre Gesichter verzogen sich zu sorgenvollen Schreckensmienen, als sie mich zum ersten Mal nach der langen Abwesenheit sahen. »Ein, höchstens zwei Jahre geben wir Vera noch!« vernahm ich ihrem Munde. Ich reagierte nicht auf diese Aussage, weder traurig noch erregt. Es lief an mir vorbei, obwohl ich genau wußte, was damit gemeint war, wie kaputt mich alle Menschen sahen.

Körperliche Schwächen und meine Trance verunmöglichten es mir, Widerwärtigkeiten oder irgendwelche gestellten Forderungen zurückzuweisen. Ich reagierte gefügig. Auch zwangen mich meine Unsicherheit und Zweifel zur Zurückhaltung, sie brachten mich dazu, mich in »Abwesenheitswelten« zu verkriechen. Es wirkte alles so fremd, ja anders. Eigentlich kannte ich von früher her die ganze Umgebung und alle alltäglichen Abläufe, ich war ein Teil davon, wußte aber jetzt nicht damit umzugehen.

Der Kampf danach. Ängste überwinden. Einige Monate später erhielt ich einen Arbeitsplatz in den Behindertenwerkstätten des Nachbarortes. Vorwiegend geistig Behinderte waren dort tätig. Sie kamen aus Sonderschulen sowie aus Schulen für praktisch Bildbare. Beim Aufnahmegespräch mit der Leiterin drängten sich mir Befürchtungen auf: altbekannt aufwühlende Ängste vor Fremden und die Angst, plötzlich mit ihnen allein sein müssen. Am liebsten hätte ich alles abgelehnt und mich versteckt, so wie ich es in den Kliniken immer tat, um meine Furcht zu besänftigen. Dagegen kämpfte mein Anspruch: Ich muß es schaffen, diese schwierige Hürde zu überwinden, denn ich kann nicht weiter alle Tage zu Hause herumhocken. Wenn es hier aber ähnlichen Ärger gäbe wie früher, was dann? Würde ich dann womöglich wieder in die Psychiatrie gesperrt?
Viel leichter wäre es, sich in die Rolle der armen, schwachen Kranken zu verkriechen und einfach zu sagen: »Ich kann nicht. Ich habe Angst!« und dann Tage und Wochen wie weggetreten dazusitzen, nur um sich jeder Forderung zu entziehen und vor ihr zu fliehen. Andere Überlegungen kamen auf: Müßte ich nicht irgendwann sowieso hierher? Ich könnte ja schließlich noch froh sein, bloß tagsüber hier zu sein, die meisten Stunden jedoch daheim in vertrauter Umgebung zu verbringen. Und ich müsse nicht einmal allein mit öffentlichen Verkehrsmitteln fahren, statt dessen holten und brächten mich entsprechend eingerichtete Behindertenbusse, hatte die Leiterin gesagt. Auch das »Du«, mit dem sie mir begegnete, gab einige Sicherheit.

Eine derartige Gelegenheit, sagte ich mir schließlich, bekomme ich vielleicht nie wieder. Ich gab also mein Jawort und versprach den Eltern, die mir die Einrichtungen sehr schmackhaft machten, regelmäßig hinzugehen. Sie wußten, daß angrenzende Wohnheime später auch Unterbringungsmöglichkeiten boten.

Die verschiedenen Produktionsstufen teilten sich auf: in Versand, Verpacken, Kleben, vorgefertigte Kabel zusammenstecken, Pappen in Kartons sortieren, einfache Maschinen- und Holzarbeiten verrichten. Es war keine besondere Denkfähigkeit für diese Arbeiten nötig. Zehn bis zwölf Mann saßen in Arbeitsgruppen in einem Raum. Die Verteilung richtete sich auch nach der Schwere der Behinderungen. Mir gingen diese Tätigkeiten leicht von der Hand, obwohl ich anfangs mit der Konzentration, aber vor allem doch mit der Müdigkeit zu kämpfen hatte.

Mein kindlich verspielter Trieb war die erste Zeit nicht zu übersehen. Ich nahm zwei kleine Autos in meinen Hosentaschen mit. Hauptsächlich während der Pausen hielt ich sie in den Händen. Diese winzigen Dinger vermittelten Halt. Ich wäre bitter enttäuscht gewesen, wenn sie mir jemand weggenommen hätte. Ein anderes Mal behängte ich die Gürtelschlaufen meiner Jeans mit Anhängern in der Form von Männchen, Miniaturen von Werkzeugen oder Schlüsseln. Meine Marotten wurden in diesem Werkstattmilieu keineswegs mit ernstem Blick beäugt. Es brachten schließlich auch andere Behinderte Spielsachen mit.

Ich lernte allmählich selbständiges Handeln und fing an, Handgriffe ohne fremde Hilfe auszuführen, keine Angst mehr vor fremden Menschen zu haben, und begann damit, Verantwortung zu übernehmen, auch wenn sie nur darin lag, Briefe ins Büro zu tragen. Dies alles förderte mich. Selbstvertrauen und -bestätigung wuchsen und brachten eine innere, ganz neue Festigkeit, zusammen weckten sie mein Interesse für eigene Ideen und Meinungen. Es gehörte natür-

lich auch hier zur Tagesordnung, meine Medikamente pünktlich einzunehmen. Ich brachte die verschiedenen Fläschchen und Tablettenschachteln täglich im kleinen Handtäschchen mit. Als einige Betreuer anfangs sahen, was ich alles schlucken mußte, schauten sie total entsetzt.
Meine Kollegen begriffen schnell, daß ich ihnen bei der Ausführung von Arbeiten helfen konnte. Wenn unsere Gruppenleiterin gerade den Raum verlassen hatte, baten sie mich darum. Mir wiederum gab es Stolz und Bestätigung, daß ich um Hilfe gebeten wurde, also doch ein nützlicher Mensch sein konnte.
Die erste Zeit gefiel es mir sehr wohl in dieser beschützenden Einrichtung, zumal ich für Fleiß und Engagement die dafür besonders entgegengebrachten Zuwendungen gerne entgegen nahm. Ich erhielt Lob, das mir sehr viel bedeutete. Körperliche Nähe vermittelte Wärme und war ein Zeichen für mich, gemocht zu werden. Manchmal gab sie einfach Trost, Geborgenheit und Sicherheit.
Eine sehr bedrückende Erfahrung machte ich freilich beim Besuch meines Tischtennisvereins. Mutter begleitete mich, um mich neu anzumelden. Ich hatte Jahre auf ein Treffen mit den Sportkameraden von früher gehofft, ja gewartet, da aus ihren Briefen eine Menge Zuversicht und Freude auf ein Wiedersehen hervorgegangen war. Ich entdeckte nur wenige bekannte Gesichter, als wir die Sporthalle betraten. Die Begrüßung der Trainerin fiel recht kühl aus. Ich spürte Ablehnung. Meine nach vorne gebeugte Haltung, das verkrampfte Gesicht gaben ihr Anlaß dazu, alle möglichen Ausreden und Ausflüchte vorzuschieben, bevor wir überhaupt erst ein paar Ballwechsel spielten. Ich spürte deutlich, wegen meiner Behinderung jetzt nicht mehr der Teilnahme wert zu sein. Mein Einsatz früher, die errungenen Siege waren vergessen. Beißender Schmerz verbot mir, doch um die gnädige Aufnahme zu bitten. Daheim weinte und trauerte ich deswegen noch mehrere Tage lang und fühlte eine mächtige

Enttäuschung im Erfahrenmüssen, nun abgeschrieben zu sein, wohl keinen vollwertigen Menschen mehr abzugeben. Die Mitmenschen duldeten mich allenfalls. Wo blieben gerade die sonst so groß geschriebene Sportlichkeit, Fairneß und der Teamgeist des Vereins? Ich schwor mir, auch in Zukunft nie wieder Kontakt zu diesen Leuten aufzunehmen.

Erwachen aus dem Dämmerzustand. Mit dem Arzt, den wir alle paar Wochen konsultierten, kam ich sehr gut zurecht. Er behandelte Mutter seit Jahren. Ich selbst kannte ihn flüchtig von früher, wo er eben im Begriff gewesen war, seine Praxis zu eröffnen. Er erblaßte jetzt vor Schreck beim Lesen der hohen Medikamentendosen, die ich über viele Jahre verordnet bekommen hatte. Der Arzt ging auf mich ein und zeigte viel Verständnis. Besonders wichtig war ein wachsendes gegenseitiges Vertrauen, die Basis für eine gute Zusammenarbeit. Er war eigentlich der erste Doktor in meinen vielen Krankheitsjahren, der mich nicht als schwerstkranken psychiatrischen Fall behandelte, den man mit Psychopharmaka ruhigstellen mußte. Statt dessen sah er in mir den Menschen, dessen Probleme, die sich nicht selten in störrischen, aufbegehrenden Verhaltensweisen äußerten, es aufzudecken galt. Das erforderte mehr Mühe und Engagement, als alles mit Medikamenten zu betäuben.

Es war beschämend, wenn Mutter in der Öffentlichkeit von Passanten auf mich angesprochen wurde. Unsere ungewohnte, unübliche Verständigungsweise gab schnell Anlaß dazu. Es quälte mich, wenn Mutter offen Auskünfte über mich gab. Ich wollte doch unauffällig »normal« wirken und behandelt werden wie meine übrige Umwelt auch.

Unser Arzt überwies mich an eine Logopädin zur Sprachbehandlung und zum Sprechtraining. Die Therapeutin und ich verstanden uns auf Anhieb. Es wuchs sogar privat schnell eine ganz feste, innige

Freundschaft mit tiefem Vertrauen. Wir sprachen auch über Probleme, bedrückende Erlebnisse der Vergangenheit etc. Die Logopädin schenkte mir enorme Kraft, ja, entscheidenden Halt. Sie half mir durch ihr Verständnis und ihr Eingehen auf mich über innere Verzweiflungen hinweg. Dies alles festigte mich besonders, als ich nun weniger Medikamente einnehmen durfte und aus den ewigen Dämmerzuständen erwachte. Ich mußte der Realität ins Gesicht sehen und durch ihre Hilfe schaffte ich es besser und leichter, damit fertigzuwerden, und nicht, bei frustrierenden Ereignissen vielleicht wieder nach stärkeren Beruhigungsmitteln verlangend, in betäubende Dämmerzustände zu flüchten. Ich konnte Erlebnisse und Freuden jetzt viel wacher und intensiver erleben und genießen. Ich schaffte es, aus mir herauszugehen und am allgemeinen Dasein mit meinen Reaktionen, Antworten und meinem selbständigen Denken teilzunehmen. Ich fühlte mich befreiter, erleichtert, jedoch trotzdem noch in der Rolle des großen Kindes. Es wurde deutlich klar, daß das Leben in Psychiatrieabteilungen und das Leben »draußen« zwei verschiedene Welten sind.

Durch intensives Üben mit der Logopädin lockerte sich allmählich meine Gesichtsmuskulatur. Das Bewegen von Gaumen und Zunge ging schon besser, das Kauen bereitete nicht mehr gar so viel Mühe. Die gesamte Mimik wirkte viel entkrampfter und lebendiger. Obendrein lernte ich zu pfeifen, was vor allem das Telefonieren ein wenig erleichterte. Ich mußte nicht wie vorher gegen die Sprechmuschel klopfen, um dem Gesprächspartner meine Gegenwart zu verdeutlichen.

Die Vorstellung, später, wenn Vater und Mutter nicht mehr leben würden, einmal ganz ins Wohnheim zu müssen, beschäftigte mich. Ich wollte nicht daran denken, schob jeden Gedanken daran fort und doch: wenn den Eltern plötzlich etwas zustieße, was dann? Ein schrecklich bedrückender, angstmachender Gedanke. Es schien mir einfach unvorstellbar, dann auf Dauer im Heim zu verweilen, immer abhängig zu sein und ständig betreut werden zu müssen. Je länger ich in der Werkstatt arbeitete, desto deutlicher äußerte sich diese Angst. Hoffentlich geschieht das nie ...

Eines Tages unterbreitete mir unsere Sozialarbeiterin, daß wenn ich erst im Wohnheim wäre, ich alle Arbeitskollegen ja noch besser kennenlernen würde. Ich weiß noch, daß mir dieser Satz momentan sehr nahe ging und blitzartigen Schrecken aufwirbelte. Ich verfiel in Haltungen aus alten Klinikzeiten und kauerte mich ins hinterste Eckchen unter ihren Schreibtisch. Herausquellende Tränen zu unterdrücken, das gelang mir nicht, ihr zugesprochener Trost half bloß wenig. Es zog mich zurück ins Verkriechen, um wenigstens dadurch der Umwelt zu entfliehen. Einerseits deprimierten mich ihre Worte, andererseits entwickelte sich daraus ein enormer innerer Auftrieb, der meine erlahmten Willenskräfte aktivierte. Ich sah plötzlich nur zwei Möglichkeiten vor Augen: »Entweder du läßt dich treiben, kommst nie voran oder du kämpfst, für deine Gesundung weiterzukommen!«

Fortschritte. Während ich die Arbeiten in der Werkstätte noch schneller verrichtete und die Handgriffe noch selbständiger ausfielen, ich mir zunehmend eine eigene Meinung über Vorfälle und Gegebenheiten bildete, sie durchschaute, außerdem Fehler bei abgepackten Waren bemerkte, wurde meine Unterdrückung durch die Chefin immer klarer. Sie bemutterte und behandelte mich wie alle anderen Kollegen, die aufgrund ihrer geistigen Behinderung nicht fähig waren, alleine zu denken, denen man einfachste Tätigkeiten mehrmals erklären und vormachen mußte, ehe sie ihre Aufgabe begriffen.

Wenn die Chefin fremde Besucher durch die Räumlichkeiten führte, äußerte sie fast jedesmal irgendwelche Bemerkungen über mich. Sie entsprachen bloß teilweise oder gar nicht der Realität. Ich kannte die Leute nicht und konnte mich ohne Sprache nicht rechtfertigen. So schnell meine Gegenrede aufzuschreiben, wäre unmöglich gewesen. Solche Augenblicke waren frustrierend. Obendrein fühlte ich mich wegen der schlechten Bezahlung für meinen erbrachten Einsatz ausgenutzt. Soweit es möglich war, verrichtete ich alle Arbeiten im Akkord, weil dann die gefertigten Mengen honoriert wurden.

Mit unserer Gruppenleiterin kam ich prima zurecht. Sie gab mir, wann immer es einzurichten war, anspruchsvollere Tätigkeiten. Auch durfte ich ihr bei anstehenden Kontrollen helfen. Wenn es die Zeit erlaubte, unterhielten wir uns ein bißchen. Sie verstand mich sehr wohl in meinen Ansichten, auch wenn es um Probleme in der Werkstatt ging, etwa den Ärger mit der Chefin. Ich konnte ihr vertrauen, und dies machte meine Lage etwas erträglicher. Außer der Gruppenleiterin gab es noch einige andere Betreuer, zu denen ich recht gute Kontakte pflegte, aber den wirklichen Bezug konnte ich nur bei ihr finden.

Je mehr meine Medikamente reduziert wurden, ich aber wacher wurde, um so stärker quälte das Nichtsprechenkönnen. Ich wollte mit anderen Menschen ausführlich reden und ihnen mitteilen, was ich fühlte und dachte. Ich war verhindert, spontan etwas zu sagen. So brachte ich nur eilig die wichtigsten Gedanken stichwortartig zu Papier. Das deprimierte sehr, veranlaßte mich auch so manches Mal, mich zurückzuziehen und einfach zu weinen.

Manche Personen hielten mich für taubstumm, andere schlicht für dumm. Es hieß immer wieder, zu beweisen, daß dies nicht der Fall ist und ich ganz normal denken kann. Dieses Problem erschwerte sich durch den stigmatisierten Arbeitsplatz in der Behindertenwerkstätte. Wer diese Einrichtung kannte oder besichtigte und wußte, daß ich dort tätig war, fühlte sich in seinem Vorurteil bestätigt. Ich probierte durch meine »Verbesserungsvorschläge« immer wieder, das Gegenteil zu zeigen.

Die fehlende Sprache wurde auch zu einem Problem im Umgang mit den Arbeitskollegen. Einige konnten nicht lesen. Also mußte ich mich, wenn das überhaupt möglich war, mit Gesten verständlich machen. Doch die meisten verstanden das nicht. Als letzte Lösung blieb nur noch, nach geeigneten Übersetzern zu suchen. Dies war jedoch zeitaufwendig, vor allem aber nervend, wenn man sich gerade in einer heiklen Lage befand, wenn es beispielsweise hieß, einen Lärmenden zur Ruhe anzuhalten oder Störenfriede von fleißig Arbeitenden zu trennen. Wenn unsere Gruppenleiterin erkrankte, wurde mir oft ihre Aufgabe übertragen. Obwohl ein schwieriges Verhalten und das Geschrei der Leute mich nervlich sehr anstrengte und belastete, versuchte ich doch, ihnen so gut es ging, geduldig gegenüberzutreten und Zuwendung zu geben. Ich wollte insgesamt den Menschen, ihrer Herzlichkeit und ihrer stark heraustretenden Liebesbedürftigkeit mit Verständnis und Aufmerksamkeit entgegenkommen. Ich ließ mir, wenn gewünscht, von ihnen etwas zeigen, hörte zu, denn zuviel Fürsorge versperrt Wege zu einer gewissen Selbständigkeit. Ich wußte genau, daß sie für ihr lärmendes, nicht selten gestörtes, kindliches Benehmen nichts konnten, unterdrückte aufkommendes Mitleid jedoch, weil es keine Hilfe gewesen wäre. Wie »goldig« sich manche Kollegen in Formulierungen und Gesten gaben! Oft waren sie ihrer natürlichen Fröhlichkeit und ihres Enthemmtseins wegen zu beneiden. Tagein, tagaus konnten sie lachen. Wenn ihnen gerade danach zumute war, wurde frei gesungen und getanzt. Dieses Unbekümmertsein, sich weder von Sorgen noch Problemen einschüchtern oder bedrängen zu lassen, wirkte unbeschreiblich. Es muß wirklich eine Gnade sein, dies so zu können.

Wenn Verwandte oder Bekannte uns besuchten, erkannten sie mich kaum wieder: Ich hätte mich ja so verändert! Ob ich es denn wirklich wäre? Das sei ja unmöglich. Ich hätte mich ja so zu meinem Vorteil entwickelt! Immer häufiger vernahmen wir solche Äußerungen. Daß ich überhaupt wieder einigermaßen gesund würde, hatte wohl keiner für möglich gehalten. Je mehr Monate vergingen, um so steiler kletterte ich die oft beschwerlichen Stufen aus der Tiefe empor.

Das alte Dilemma. Heinz war selbständig und erwachsen geworden. Er genoß wie früher Mutters Bevorzugung und tyrannisierte uns mit seinem herrischen, mitunter unerträglichen Auftreten. Mutter sprang und bediente, wann und wie er befahl. Ich möchte sagen, Heinz suchte nach Grenzen. Was er auch anstellte, nie wurde ihm die verdiente Schuld auch zugesprochen. Manchmal litt ich darunter, daß Heinz gar keinen Kontakt mit mir wollte, mich meist ablehnte. Ich hätte mich gerne gut mit ihm verstanden und hätte gerne eine kameradschaftliche Beziehung aufgebaut. Was in der Kindheit und Jugend vor den Klinikzeiten gewesen war, versuchte ich bewußt zu vergessen, wollte ihm jedenfalls nichts nachtragen, nein, ich wollte neu an Heinz herantreten. Wir zwei waren jetzt groß und im Erwachsenenalter. Kindheitsallüren waren doch passé! Heinz hingegen schien von Äußerlichkeiten überrollt. Er hatte mit Hilfe der Eltern ein eigenes Unternehmen aufbauen können. Er war »der große Mann«, merkte leider nicht, wie hart er gegen die Umwelt, aber auch sich selbst gegenüber handelte. Ich besorgte Heinz ab und zu kleine Überraschungen, legte ihm Lieblingsnaschereien auf sein Tischchen, um ihm Freude zu bereiten. Außerdem hoffte ich insgeheim, dadurch vielleicht Wege zu ihm zu bahnen, vergeblich. Begegnete ich Heinz sonstwo oder wollte ich zu ihm ins Zimmer, dann schickte er mich mit mürrischen, ungehaltenen Gesten weg. Ich bediente ihn nicht wie Mutter, ging auf derartige Forderungen gar nicht ein. Das machte aber kaum einen Unterschied, denn Mutter erhielt die gleiche Ablehnung, Vater auch. Es verhalf direkt zu guter Stimmung, wenn Heinz, was wie gesagt sehr selten vorkam, einem freundlich entgegentrat. Sprach er mit mir, genauso war es bei Dunja und Daniela, mit denen ich gute Kontakte hatte, dann empfand ich Anerkennung und Bestätigung, fühlte mich nicht als die »dumme Behinderte«.

Heinz hatte eine »dicke Mauer« um sich gebaut, die nach außen hin stark erschien. Inmitten dieser Festung lag aber ein weicher, ganz sensibler Kern. Durch Jahre hindurch hatte dieser an Größe verloren und wurde von äußeren materiellen Dingen eingeengt, zugeschüttet. Leidende innere Menschlichkeit kehrte sich um zur äußeren Unmenschlichkeit. Heinz verdrängte seine Gefühle und Sorgen, fraß allen Kummer in sich hinein. Er sprach nicht aus, was ihn bewegte. Heinz zeigte nie, wenn er litt, sondern überspielte alles mit Härte. Er ging als Einzelgänger seine Wege und hatte keine richtigen Freunde. Vor allem vergaß Heinz oft, daß auch er seine Mitmenschen brauchte, daß Geld allein nicht glücklich macht.

Wie oft redete ich mit Mutter und versuchte ihr zu erklären, daß sie Heinz' flegelhaftes Benehmen geradezu herausfordere und ihm eben nicht helfe, wenn sie alles akzeptiere, ihm damit sogar schade. Ich wollte ihr zur Einsicht verhelfen. Ich probierte es mit Zuwendung und Einfühlung, denn ich wußte, daß es so auf die Dauer nicht gutgehen konnte. Mein Reden prallte indes ab wie an einer Wand. Schienen Mutter Erklärungen einzuleuchten, so fiel sie trotzdem kurze Zeit später wieder zurück in ihren altgewohnten Trott. Ich erntete im Grunde nur selber Ärger und Streit für mein Bemühen. Mutter rutschte einmal sogar die Hand aus. Sie gab mir eine Ohrfeige, so daß meine Brille auf den Boden fiel und in mehrere Stücke zersprang. Ich wehrte mich nicht, denn ich wollte auf keinen Fall Anlaß geben, womöglich wieder in psychiatrische Krankenhäuser einsperrt zu werden. Nur der innere Schmerz tat weh: Mutter, die immer vorgehalten und betont hatte, daß man nicht schlagen dürfe, tat es jetzt selbst. Wieso reagierte Mutter derart massiv? Waren ihr

die Nerven durchgegangen? Sah sie vielleicht ihre Fehler, ihr Bevorzugen und falsches Umgehen, ein, wurde jedoch mit den daraus resultierenden seelischen Konflikten nicht fertig? Lauter solche Fragen durchschwirrten kreisend meinen Kopf und suchten nach Erklärungen. Später entschuldigte sich Mutter bei mir. Sie sähe ja auch ein, daß sie gegenüber Heinz falsch handele, und wolle ihr Verhalten nun ändern. Diese Zusage entpuppte sich als leere Versprechung. So war es immer. Selbst Therapeuten konnten gegen ihre Eingefahrenheit nichts ausrichten. Am liebsten wäre ich einfach weggelaufen. Aber wo hätte ich so plötzlich hinlaufen sollen ohne Geld? Vor allem, wäre nicht irgendwann doch Reue gekommen? Hätte ich durch meine Flucht nicht Gründe gegeben, wieder in eine Psychiatrie eingewiesen zu werden? Nein, ich traute mich nicht mehr. Unsicherheit plagte mich. Bedeutsame Hilfe und Verständnis fand ich bei meiner Freundin, der Logopädin. Mit ihr konnte ich offen darüber reden und mein Herz ausschütten.
Einen großen Vorteil bedeutete es für mich, nun mit erwachsenem Verstand und mit Jahren Abstand, die Situation daheim zu durchblicken: Das vertrieb die früher eingeredeten Schuldgefühle. Ich sah endlich die Wirklichkeit. Mit Vater waren selbst kurze Unterhaltungen kaum möglich. Fast jeder Wortwechsel endete in strapaziöser Rage. Seine Gedanken schweiften weit ab. Er brachte keine Geduld auf. Die Eile, an den Schreibtisch zu kommen, drängte ihn. Ging Vater, was sehr selten vorkam, einmal auf Themen ein, überrollte er mich mit Redeschwallen. Ich konnte mich weder äußern noch gezielt antworten. Dies erforderte, so weit wie möglich Vater aus dem Weg zu gehen. Sah er mich, dann mahnte er mich und mischte sich in Angelegenheiten ein, die er kaum kannte, oder er setzte mich mit Leistungsforderungen unter Druck. Das alles deprimierte nur oder machte einfach wütend.
Zudem störte Vaters Art. Er wollte nicht sehen, daß ich kein Kind

mehr war, auch kein kranker Mensch, den er bemuttern beziehungsweise »bevatern« mußte. Meist behandelte er mich aber so. Seine Redewendungen und seine Sprüche lauteten entsprechend. Interessen anderer nahm Vater kaum je wahr. Wurde nicht über seine Spezialgebiete gesprochen, fielen seine Antworten leer oder gar spöttisch aus und entarteten in kindischem Gealber. Vater versteckte hinter seiner Art, auch im ewigen Zurückziehen, Mengen eigener Ängste und innerer Konflikte. Er drückte sich davor, sie jemals auszusprechen. Mit seiner vielen geistigen Arbeit lenkte er von ihnen ab, er entfloh den »weltlichen« Dingen, die ihn eigentlich jetzt und hier forderten.

Ich hätte mich gerne nach anderen Arbeitsmöglichkeiten in Firmen oder Büros umgeschaut, studierte tatsächlich auch Stellenanzeigen in Zeitungen, bat außerdem die Eltern um Unterstützung beim Suchen.

Das Geschrei und der Lärm in der Behinderten-Werkstätte strengten mich sehr an. »Ich habe einen gesunden Verstand! Wieso muß ich bei den geistig Behinderten bleiben? Ich kann auch anspruchsvollere Tätigkeiten verrichten«, meinte ich zu den Eltern. Vater verneinte das sofort. Es gäbe für mich woanders keine geeignete Arbeit. Er drohte, daß wenn ich nicht mehr weiter in die Werkstätte ginge, ich wieder in eine Klinik müsse.

Was sollte ich tun? Mich etwa wieder in geschlossene Abteilungen einsperren lassen? Nein! Also mußte ich halt gehorchen und allen Forderungen entsprechen. Wie oft weinte ich deshalb aus Verzweiflung und Trübsal. Die Umgebung in der Werkstätte belastete mich. Es hielten sich dort auch Schwerstbehinderte auf, welche intensiver Betreuung bedurften. Die Atmosphäre zog mich hinunter. Es kam vor, daß ich mir kindische, alberne Gebärden und Sprüche angewöhnte, nur weil ich sie dort den ganzen Tag hörte. Die Warnung meines Vaters hatte eine solch ungeheuerliche Furcht erweckt, daß ich mich täglich wider Willen und gegen jede Einsicht in die Werkstatt zwang, über Jahre hinweg.

Das Verhalten der Umwelt einer Sprachlosen gegenüber. Das Nichtsprechenkönnen trieb mich neuerlich in die Schwermut. Es belastete mich nicht allein, daß ich meine Gedanken schlechter und langsamer ausdrücken konnte als andere, am meisten schmerzte das Benehmen der Umwelt. War es Unsicherheit, Unkenntnis oder Bequemlichkeit, wenn Leute mich mit kurzen Worten abspeisten, stehenließen und das Weite suchten?
Oft führten solche Begegnungen zu bitterer Enttäuschung, manchmal machten sie traurig, mitunter überkam mich Selbstmitleid. Bist du anders, verhältst du dich anders, entsprichst du nicht der vorgeschriebenen Norm, dann wirst du zum Blickfang, verkriechst du dich am Ende aus Angst vor Zurücksetzung. Nein, dazu darf ich's nicht kommen lassen, ich muß kämpfen. Ich will es schaffen, eines Tages über solchen Ängsten zu stehen und innerlich so stark sein, sie nicht mehr als plagenden Schmerz zu empfinden. Ich darf auch nicht vor diesem Schmerz flüchten. Wahrheiten, die man nicht sehen will, sind immer sehr schmerzhaft, denn irgendwann wird man sie doch spüren! Mutter meinte, man dürfe nie aufgeben, sondern müsse aus schlechten Vorkommnissen neue Kraft und Energie schöpfen, um beim nächsten Mal dann stärker zu sein. So könne man mit menschlichen Schwächen besser umgehen und sie auch verzeihen. Es dauerte lange Zeit, bis ich soweit war, das einzusehen und damit fertigzuwerden. Dabei unterstützten mich Gespräche mit der Logopädin, mit der Familie Ernst, mit meinem Arzt und mit Mutter, die mir alle zuredeten. Außerdem, was blieb mir denn anderes übrig? Mich in tiefer Trübsal hängen lassen und womöglich in Krankheitssymptome stürzen, um von falschem Mitleid »in Watte gepackt« zu werden, vielleicht später wieder in Psychiatrien zu landen, tief drinnen

im dunklen, ausweglosen Joch des Gefangenseins? »Dazu darf es nie wieder kommen«, schwor ich mir.

Schranken überwinden, stark sein. Schließlich erfuhren wir durch Bekannte, daß es Zentren gäbe, die körperlich behinderten Menschen eine auf deren Fähigkeiten ausgerichtete Berufsausbildung ermöglichten. Dort lebten Umschüler, Rehabilitanden, die nach Unfällen oder aus gesundheitlichen Gründen ihren alten Beruf nicht weiter ausüben konnten, oder andere, die aufgrund von Krankheit bisher am Berufsleben verhindert waren. Dorthin, an ein solches Zentrum wendeten wir uns.

Endlich durfte ich nach mehreren amtlichen Tests den Führerschein machen. Ich freute mich riesig, als ich nach bestandener Prüfung die Papiere ausgehändigt bekam und die Familie mir zu einem Auto verhalf. Jetzt konnte ich mich auch auf längeren Wegen besser fortbewegen, was wegen der Beinbehinderung sonst immer schwierig war.

Die Chefin der Werkstätte hatte mir dieses Unterfangen nie glauben, geschweige denn zutrauen wollen, sie demütigte mich sofort mit unterdrückenden Bemerkungen: »Was, du willst den Führerschein machen? Das wirst du nie schaffen. Auf keinen Fall. Du kannst doch nicht mal sprechen.« Ich stellte sie vor die vollendete Tatsache, indem ich freudestrahlend am nächsten Tag mit dem Wagen vorfuhr. Mit blasser Miene wendete sie sich ab und verließ sogleich den Raum. Sie verstand die Welt nicht mehr.

Ein Jahr dauerte es, bis ich endlich im Ausbildungszentrum den dreiwöchigen Probeplatz bekam. Diese Wochen hoben mich. Ich tat mein Bestes, um gute Leistungen zu erbringen. Es belastete mich insgeheim die Angst, bei schlechten Zensuren vielleicht für immer in der Werkstatt bleiben zu müssen. Am Ende der Tests, die positiv ausfielen, als obendrein meine beruflichen Fähigkeiten erkannt worden waren, hieß es, daß ich erst aber schulische Grundkenntnisse im Vorkurs auffrischen müsse. Ich berichtete von meinen Befürchtungen wegen der Rückkehr in die Werkstatt. Davon sei überhaupt keine Rede, wurde mir daraufhin gesagt. Ich hätte dort leider schon viel zu lange Zeit zugebracht.

Daß ich nicht gleich, wie erwartet, mit der Berufsausbildung beginnen konnte, statt dessen wieder auf einen Platz in einer anderen Einrichtung warten mußte, nahm mir ziemlich mächtig den Mut. Trost und Zuspruch anderer, obendrein das nach inständigen Bitten bei den Eltern lang ersehnte Verlassendürfen der Werkstatt, schenkten etwas Erleichterung.

Monate des Wartens, Vertröstens: Etliche Telefonate führte Mutter mit der Institution. Wie gerne hätte ich lieber heute als morgen angefangen, etwas zu lernen. Mutter bat um baldige Aufnahme. Am liebsten hätte ich selbst dort angerufen, doch das war, ohne Sprache, unmöglich. Wieder hieß es, viele Formulare auszufüllen.

Durch eine Freundin geriet ich zu einem neuen Tischtennisverein. Ich spielte dort sehr gerne, bemerkte deutlich die Menschlichkeit und den Zusammenhalt. Mit meiner Mannschaft und auch alleine erzielte ich bei Spielen und Turnieren mehrere Erfolge. Das machte richtig Spaß und gab zudem Bestätigung. Wenn auch ein schnelles Bewegen wegen der Verkrampfungen in den Armen manchmal viel Mühe machte, so trainierte ich trotzdem eifrig.

Die Schwierigkeiten mit Heinz spitzten sich zu. Ich wollte mich nicht wie damals mit Aggressionen verteidigen und wehren. Sie hätten Vater und Mutter Gründe geben können, mich wieder für krank zu halten. So mußte ich mir halt einiges gefallen lassen, bis es mich an den Rand des Verstehens trieb: Sein von Mutter hingenommenes, obendrein noch verteidigtes schlechtes Verhalten nahm derart überhand, daß ich zu Familie Ernst ging und erstmal dort blieb.

Oma Ernst war längst ihrem schweren Leberleiden erlegen. »Muttis« Gesundheitszustand hingegen war stabilisiert. Mich erfüllte erneut eine enorme Freude und Dankbarkeit über Familie Ernsts Angebot und darüber, daß sie meine Lage richtig durchschauten. Ich verließ die Eltern nicht im Streit, sondern erklärte meine Gründe dafür. Außerdem war ich inzwischen siebenundzwanzig Jahre alt, so daß das meine eigene Entscheidung war. Darin lag für mich der große Vorteil gegenüber den Schwierigkeiten früher. Zudem verrichtete ich alle Dinge längst alleine. Wirklich abhängig von den Eltern war ich noch in finanzieller Hinsicht, wobei sie mir großzügig unter die Arme griffen, wie von klein auf. Vater gab immer, erfüllte uns jeden Wunsch, vorausgesetzt, er hielt sich in den Grenzen des Machbaren.

Ich durchschaute die Lage und die Verstrickungen daheim genau. Mir wurden dabei viele Konflikte aus der Kindheit klarer, ich brauchte eingeredete Schuldgefühle überhaupt nicht zu haben. Jahrelang hatte ich sie wie tonnenschwere Lasten mit mir herumgeschleppt. Sie entsprachen gar nicht der Realität. Auch diese Erkenntnis trug zur Stabilisierung meines Befindens bei.

Produktiv lernen dürfen. Mit einem direkten Telefonat erreichte Mutti kurzfristig die Aufnahme in die Institution, worüber ich sehr froh war. Erstmal standen für mich drei neuerliche Probewochen auf dem Programm. Ich merkte, daß Leiter, Psychologen, Pädagogen und andere Mitarbeiter aufgrund meiner Unterlagen, Krankenberichte und Gutachten von damals teilweise recht voreingenommen reagierten. Diese Akten stellten gewichtige Vorurteile dar, wer mich nicht kannte oder gesehen hatte, mußte schlimme Vorstellungen von mir haben. Am liebsten hätte ich die Unterlagen weggenommen und vernichtet, aber es gab sie in mehreren Ausfertigungen und an verschiedenen Orten. Ich sagte mir, um damit besser zurecht zu kommen: »Das, was du erlebt hast, kannst du nicht ungeschehen machen. Du mußt nur probieren, aus deiner jetzigen Lage das Beste zu machen!«

Man kann nicht sagen: »Vergangenheit, aus und vorbei, jetzt streich ich dich einfach weg und entfliehe.« Sie kommt hoch in verschiedensten Momenten und Ereignissen, ist ein Teil von mir selbst und holt mich gedanklich immer ein. Auch die Narben auf den Handrükken und Armen sind zwar gut verheilt, aber sie schimmern zur Erinnerung durch die Hautoberfläche hindurch. Manchmal laufen tiefgreifende Erlebnisse in Bildern ab, als wären sie neulich erst geschehen. Oft wenn ich Bahngleise sehe, muß ich an Paula und Lena denken.

Da ich eine starke Motivation zeigte, fielen die Schulzensuren entsprechend gut aus. Das Internat mit den langen Fluren, die mich nicht selten an meine Klinikzeiten erinnerten, erfüllte mich besonders die ersten Wochen über mit Mißtrauen, Unsicherheit und Furcht. Gab es hier wirklich keinen Zwang? Zu wissen, mit dem eigenen Auto dazusein, das gab die entscheidende Sicherheit. Würde es ganz schlimm werden, gäbe es also doch Gewalt, dann könnte ich notfalls leichter entfliehen. Zuerst trieb mich die Angst so weit, daß ich Fahrzeugpapiere und Wagenschlüssel an einem sicheren Ort versteckte, damit sie ja keiner fände, ich bloß schnell flüchten könnte. Solche Mißtrauensängste, die Menschen normalerweise nicht kennen, durchlebte ich auch während anderer Augenblicke. Die Furcht, wieder »gelinkt« oder mit Gewalt überrumpelt zu werden, ist einfach unterschwellig geblieben.

Das für mich überwältigende, hingegen für alle anderen ganz selbstverständliche Freiheitsgefühl, gab eine unbeschreibliche Freude. Es brachte meine durch viele Geschehnisse eingeengte Seele zum Aufleben und Strahlen. Obendrein begegneten mir die Angestellten mit besonderem Vertrauen, als sie merkten, daß ich selbständig handelte, Verantwortung tragen konnte und Verlaß auf mich war.

Warum mußte das sein? Kurz bevor ich diesen Vorbereitungslehrgang beendet hatte, erreichte mich die Nachricht der Eltern, daß Heinz schwer krank mit Blutkrebs im Krankenhaus liegt. Täglich telefonierte ich heim, um mich über sein Befinden zu erkundigen. Ich machte mir große Sorgen und drängte, nach Hause zu kommen. Fast jeden Abend lag ich Stunden wach. Traurige Gedanken beschäftigten mich wegen Heinz. Wie könnte ich ihm helfen? Wie schlecht ging es ihm wirklich? Aus der Ferne und bei den betrübten Telefonaten mit Vater oder Mutter war das nicht herauszuhören, nicht abschätzbar. Die Angst, Heinz könne etwas passieren und wir sähen uns nicht mehr, durchströmte mich. Ich nahm erstaunt zur Kenntnis, daß Heinz sich über meine Briefe gefreut habe. Mutter meinte am Telefon, daß er völlig verändert sei. Auf mein weiteres Drängen redete sie mit dem Stationsarzt. Dieser hielt Heinz' Gesundheitszustand für sehr ernst, äußerst bedenklich.
Kurzfristig sprach ich mit unserer Schulleitung, packte meine Sachen und trat die Heimfahrt an. Täglich fuhren Mutter und ich im Auto zu Heinz. Es bedrückte uns sehr, zu erleben, wie schlecht es ihm ging, wie schwach und blaß, an mehreren Infusionsschläuchen angeschlossen, er dalag. Man durfte jetzt keine Gefühle zeigen, sondern mußte stark sein und ihm Mut machen, nicht Angst, denn er war total von sich überzeugt, es sowieso zu schaffen und wieder ganz gesund zu werden. Er schmiedete Pläne für die Zukunft. Mutter las Heinz meine schriftlichen Äußerungen vor, weil ihn seine körperliche Schwäche am Selberlesen hinderte. Vater, Dunja und Daniela reisten zu anderen Tageszeiten an, so daß immer jemand bei ihm war. Heinz und ich verstanden uns plötzlich so gut wie all die Jahre nicht.
Ich erkannte Heinz kaum wieder. Er war plötzlich so reif und menschlich geworden. Warum mußte er erst so schwer erkranken, um eine Möglichkeit zum Sichändern wahrnehmen zu können, das

fragten wir uns alle. Leider blieben nur noch wenige Tage, die uns aber sehr viel gaben, jeder Moment erfüllt von Gottes Gnade, einer Kostbarkeit, die großer Dankbarkeit bedurfte, bis wir mit unbegreiflichem Schmerz recht plötzlich voneinander Abschied nehmen mußten. Warum? Warum wird ein so junger Mensch weggenommen? Diese uns unfaßbare, lähmende Frage werden wir nie beantworten können. Dazu ist nur Gott in der Lage. Er kennt den Sinn.
Gott gab Heinz die Gnade, in die geistige Welt einzutreten. Alle Menschen müssen sich diesen Weg erst verdienen, indem sie hier leben, wenn nötig für vieles »kämpfen«, besonders miteinander leben lernen, die Mitmenschen nicht vergessen. Jeden Tag des Daseins sollten sie er-leben, denn er ist ein Geschenk, und jeder Augenblick ist eine Kostbarkeit, unwiederbringlich.
Heinz übermittelte uns zum Schluß den Wunsch: »Redet miteinander!« Diese zwei Worte sollten alle Menschen beherzigen. Aussprechen, was bedrückt und bewegt. Mehr Zeit füreinander haben, das ist eine Form der Vorbeugung gegen seelischen Kummer, der zur Krankheit werden kann.

Weiter hoffen. Treffe ich zufällig Bekannte, die mich nach den Klinikzeiten nicht gesehen haben, verstehen sie häufig nur schwer, daß ich längst gesund bin und keine Betreuung mehr brauche. Es wird wohl noch Jahre dauern, bis mich nicht mehr alle in der Rolle des ehemals kranken, labilen, hilfsbedürftigen Menschen sehen und bis die gesamten Vorurteile einschlummern. Ich muß stark sein, weiter kämpfen und hoffen!
Demnächst beginnt nun meine Ausbildung, nachdem ich wiederum mehrere Monate Wartezeit durchstehen mußte. Ich freue mich darauf und hoffe sehr, daß das Leben mir Chancen gibt, es in Zukunft so gestalten zu dürfen, wie ich es mir vorstelle und wünsche, besonders aber ersehne ich mir eine gute Gesundheit.

Alles in allem. Jetzt weiß ich, ich hätte mich nicht wehren dürfen gegen die Konflikte daheim, gegen das Eingesperrtsein, gegen Psychopharmaka und den Zwang in den Kliniken, hätte es hinnehmen sollen, mir gefallen lassen müssen. Dann hätte die Gewalt und alles andere nicht solche zerstörerischen Ausmaße angenommen. Aber hätte es wirklich geholfen? Hätte ich nicht den Ärzten und dem ganzen Personal dann nur die gewünschte Ruhe gelassen? Ich hätte Ärger und Frust in mich hineingefressen. Wäre das wirklich besser gewesen? Ich denke, keines der beide Extreme ist die Lösung.
Geholfen hätte mir gewiß, wenn das Klinikpersonal und die Eltern mehr Zeit und Verständnis aufgebracht hätten. Geholfen hätte mir, mich nicht von Anfang an einzusperren wie ein Tier im Käfig, wo ich jeglicher Bewegungsfreiheit beraubt und dabei mit Chemie ruhiggestellt war, aber doch dringend Hilfe benötigte gegen jahrelang angestauten Kummer, gegen Trübsal und Verzweiflung, die sich in totalen Abwehrreaktionen, Ängsten und Wutausbrüchen ausdrückten, bis hin zu Aggressionen gegen mich selbst.
Den Wunsch nach Hilfe, um Verstrickungen aufzuarbeiten, konnte ich schwerlich äußern, denn ich saß zu tief in einem undurchschaubar engen »dunklen Loch«. Probleme wurden zwar beruhigt und durch Betäubung unterdrückt und still-gelegt, aber sie verschwanden nicht. Im Gegenteil, sobald sie hochkamen, wehrte ich mich noch heftiger, auch weil ich den verheerenden Nebenwirkungen der Arzneien entfliehen wollte. Es überkamen mich nun wahrhaftig Wahnideen. Ich verlor die Kontrolle über meine Äußerungen und mein Verhalten, später sogar über mich selbst. Dies alles gab Anlaß zum Bild einer psychisch vermeintlich schwerst kranken Patientin, die jegliche Zwangsmaßnahme unbedingt erhalten sollte. Ich fühlte mich unverstanden. Es wechselten Hoffnung und Mut mit Aggressionen, mit Toben und Deprimiertsein. Ich gab in der Depression den Anschein, völlig weggetreten zu sein, erlebte selber eine totale

Sinnlosigkeit im Dasein und sah kein Entkommen aus dem Teufelskreis. Obendrein bedrückten mich Erlebnisse und Vorkommnisse von Mitpatienten, die schwerste Halluzinationen plagten, die am Rande der Verzweiflung angekommen waren und durch Suizidversuche dem düsteren Leben ein Ende setzen wollten.

Es entstanden mit der Zeit noch neue Arten von Ängsten, ja, geradezu Zwangsvorstellungen. Ich begann, mich zu verkriechen und in Isolation zu verkümmern. Um allein zu sein, flüchtete ich ins Bett, den einzigen Ort, der etwas Geborgenheit gab, wo ich allein sein konnte. Auch mein schlapper Körper und die müden Glieder fühlten dann eine große Erleichterung.

Es fehlte mir an Zuwendung. Um diese zu erzwingen, gewöhnte ich mir Macken an, die sich, je mehr die Selbstkontrolle fehlte, bis ins Unermeßliche steigern konnten. Dieses Verhalten aber gab Doktoren weitere Anhaltspunkte, mich als psychiatrischen Fall zu bezeichnen. Sie trauten mir nicht, die Beobachtung wurde verschärft, was ein noch stärkeres Mißtrauen meinerseits hervorrief. Mit der Zeit traten die Nachteile dämpfender Mittel immer seltener ins Bewußtsein. Trancezustände vertieften sich. Es kam so weit, daß der Körper nach »Stoff« verlangte. Ich steigerte mich in Anfälle von Schreien und Toben, bloß um Medikamente zu erhalten. Es war dann längst zu spät, um die Nebenwirkungen und Abhängigkeiten zu erkennen, durch die ich mich tiefer in Symptome vergrub. Ein großer Drang, entfliehen zu wollen, durchströmte mich, entfliehen: anfangs aus dem Gefangensein, später vor mir selber.

Ich geriet immer tiefer in diesen Teufelskreis, kam als Langzeitpatient ohne Hilfe von außen da überhaupt nicht mehr heraus. Eine schwere Zeit folgte danach: ein neues Zurechtfinden im total fremdgewordenen Leben, das schrittweise Erlernen von Handgriffen und Arbeiten, außerdem die allmähliche Überwindung der Ängste.

Man verfällt leicht in die Ausrede, zu sagen, ich bringe dies oder jenes nicht fertig, ohne es überhaupt versucht zu haben. Werden Handgriffe unter Druck verlangt, kann es passieren, daß man mitleidserregende Krankheitsfloskeln nur vorschiebt. Arbeit soll einem abgenommen werden. Man will sich am Ende jeglicher Anstrengung, aller Mühe und allem Neuem entziehen. Kommt es jedoch nicht erst zur Flucht davor, ist man nachher froh, die Arbeit geschafft zu haben.

Ich entwickelte mich ganz langsam wieder einen kleinen Schritt vorwärts. Das gab mir Selbstvertrauen und Bestätigung. Es ist wichtig, auch gefordert zu werden, aber keinesfalls im Sinne von Bevormundung oder permanenter Beobachtung. Das gibt Unsicherheit, ebenso Mißtrauen. Man fühlt sich als Kranker, unter Zwang, wie bei Klinikaufenthalten. Ein bestimmter Freiraum muß einem gegeben werden, um sich aus belastenden Zuständen innerlich auch befreien und dann entfalten zu können. Dieser Prozeß gibt der Seele frischen »Atem« und neue »Nahrung«.

Obendrein muß man die Härte verkraften, die einem die Umwelt hin und wieder zumutet, aus Unkenntnis, Unwissenheit oder aus Ängsten, manchmal auch aus Gleichgültigkeit. Sie ist deutlich bemerkbar in aller Zurückhaltung, Meidung. In Augenblicken, wo Mitmenschen einen fordern, man sich aber zur Seite gedrängt fühlt, weil man der Forderung nicht entsprechen kann, deprimieren das Versagen und die Ausgeschlossenheit ganz ungemein. Man reagiert sowieso mitunter empfindlich und mißtrauisch. Nicht selten sitzt man zwischen zwei Stühlen. Entweder verhilft die Flucht in Krankheitssymptome zu plötzlichen Zuwendungen durch erwecktes Mitleid, womit man sich eine Umkehrung der Lage zum Guten erzwingt, oder sie vertieft den Kummer und schaltet jegliche Gedankengänge ab. Man verkriecht sich ins Weggetretensein, was ja sonst auch immer half, Frust und Verzweiflungen durchstehen zu können. Erfolgen solche Fluchten häufiger, fühlt man sich tiefer in die Enge getrieben und sieht nur noch Barrieren in den Weg gestellt. Wird man überhaupt nicht mit dem neuen Leben fertig, kann es zu schlimmen Rückfällen kommen.

Dann will man »freiwillig« in die Psychiatrie zurück, dorthin wo man sich heimisch fühlt, wo man hinter verschlossenen Türen den Tag verdöst und sich mit Hilfe von Medikamenten in ganz eigene Welten zurückziehen kann. Man wird entwöhnt und verlernt, selber zu leben, man läßt sich fallen und treiben, vegetiert dahin. Das einzige, was einem noch selbst gehört, sind Gedanken, obwohl diese wegen der Müdigkeit und des Gedämpftseins selten in Gang kommen. Man braucht als Kranker, als Kranke keine Verantwortung zu tragen, wie vorher für die Familie oder im Beruf, jetzt tut man es nicht einmal mehr für sich selbst. Man gilt als unzurechnungsfähig und als anstaltsbedürftig. Es wird einem kein selbständiges Handeln und Denken mehr abverlangt. Man ist abgeschirmt von allen Problemen, vom Existenzkampf und von der Härte des Alltags. Man kann sich einfach ins Bett verkriechen und die Decke über den Kopf ziehen, um sich aus der Realität zu entfernen.

Zudem wird der Körper mit Psychopharmaka betäubt, deren Wirkung und Dämpfung die Flucht aus der Wirklichkeit und dadurch das Weggetretensein noch erleichtern. Krankheitssymptome helfen und geben Schutz. Mit der Zeit aber fühlt man sich hin und hergerissen, will einerseits gesund sein und will endlich aus dem Dilemma heraus, andererseits macht die »Normalität« gerade Angst.

Wer selbst wirklich *will*, auch die nötigen Unterstützungen und positiven Bedingungen der Umwelt entgegengebracht bekommt, wer außerdem das gesundheitliche Stadium dazu erreicht, der kann den Schritt schaffen, ein Leben aufzubauen, ohne wieder in einer Psychiatrie zu landen.

Ambulante Nachsorge in derselben Klinik kann sich für ehemalige

Patienten sehr nachteilig auswirken, sogar Rückfälle hervorrufen; insbesondere auf lange Sicht wird sie nicht intensiv und eingehend genug ausgeführt. Sie sollte nicht Nachsorge *für* sie sein, sondern Nachsorge *mit* ihnen, auf der Basis des Nichtbevormundens, sie sollte eigene Fähigkeiten und Selbständigkeit entwickeln lassen. Genauso sollten auch Konflikte und Ängste, welche übriggeblieben oder durch eine neue Umgebung dazugekommen sind, gemeinsam in Einzel- oder Gruppengesprächen erörtert, keinesfalls wieder dem Patienten ganz allein überlassen werden. »Ehemalige« dürfen dabei nicht wieder in die Rolle des Kranken gerückt werden, sondern sollten voll und ganz akzeptiert werden.

Darin sehe ich die Hauptschwierigkeit, daß nämlich Patienten in Nachsorge wirklich aus diesen »herunterziehenden« Rollen herauskommen. Das ganze Personal kennt sie doch durch den langen stationären Aufenthalt, ist von daher noch mit Vorurteilen behaftet. Würde es diese je überhaupt ganz abbauen können? Nachsorge kann ein wertvoller Halt sein, aber auch eine große Gefahr.

Jedem von uns kann es passieren, daß er Patient einer Psychiatrie wird, sei es durch einen Unfall, durch einen Schicksalsschlag oder ein schreckliches Erlebnis, mit dem er nicht fertig wird oder für das er zu sensibel ist, es zu verkraften. Wenn jemand psychiatrische Hilfe braucht, dies durch Ängste, Unruhe, Aggressionen, Appetitlosigkeit, Depressionen oder Manien äußert, dann ist er meist der »Symptomträger« seiner näheren Umwelt, von Partner, Familie, Verwandtschaft. Aufgrund seiner Sensibilität wird er mit vielen Verstrickungen nicht fertig. In psychiatrischen Kliniken werden derartige Situationen leider oft verkannt. Mit Einsperren, mit Zwang, totaler Isolation und Verabreichen hoher Dosen Psychopharmaka, wogegen mancher Patient rebelliert, werden erst wirkliche Symptome eines Schwerstkranken mit Halluzinationen und Verwirrtheitszuständen hervorgerufen. Würde dies erkannt und geändert, könnte vielen Menschen, die in Psychiatrien geraten, besser geholfen werden.

Es gibt sicherlich Patienten, die akut wirklich geistig so verwirrt sind, daß sie für sich und die Umwelt eine große Gefahr bedeuten und auf strenge Weise in geschlossener Abteilung festgehalten werden müssen, Patienten also, die ganz intensiver Beobachtung und Betreuung bedürfen. Je länger indes ein Mensch im Anstaltsmilieu eingesperrt ist und zur Außenwelt keinen Kontakt behält, um so »abartiger« wird sein Verhalten. Er verliert die Ansprechbarkeit gegenüber der »anderen Welt« draußen, wird im Tun und Denken immer unselbständiger und einfältiger, flüchtet und steigert sich in Wahnwelten.

Ohne Medikamente würde man sich bei allzu heftigen Aggressionsausbrüchen im Toben wohl Verletzungen zuziehen. Aber muß es überhaupt soweit kommen? Was ist der Grund für dieses plötzliche Aus-brechen? Warum läßt man sich zu derartiger Wut, Abwehr und Ablehnung hinreißen? Wegen allein organischer Ursachen wohl in den wenigsten Fällen. Ist nicht durch langes, permanentes Unterdrücken der Kummer soweit angestaut, bis daß er platzt? Mancher neigt dann dazu, in tiefe Depression zu versinken, ein anderer tendiert zu Aggressionen. Dies sind zwei unterschiedliche Hilferufe von Seele und Körper. Sie bedeuten eigentlich je das Gegenteil, aber liegen doch so nah beieinander.

Ich erlebte als besonders bedrückend, daß alte, betagte Menschen ihre letzten Lebensjahre, teilweise oder ganz, mit Medikamenten in Dämmerzustände versetzt, in psychiatrischen Kliniken verbringen mußten, dorthin abgeschoben worden waren. Warum sollen Menschen, die ihr Leben lang gearbeitet haben und für andere gesorgt, unter so bedrückenden Zuständen dahindarben? Sie können sich am wenigsten wehren. Körperliche Schwäche, manchmal auch etwas Senilität, macht sie völlig hilflos. Selbst wenn hin und wieder tat-

sächlich eine völlige geistige Verwirrung vorliegt, muß man sie dann im allgemeinen dermaßen einsperren und zwangsruhigstellen, nur um Ruhe vor ihnen zu haben?
Ich habe das Innenleben psychiatrischer Stationen über lange Jahre als Patientin erlebt, kenne die Zustände und Abläufe durchaus. Da diese normalerweise hinter geschlossenen Türen verborgen bleiben, wollte ich sie mit diesem Bericht, mit meiner Geschichte offen wiedergeben.
Ich denke, es ist die Aufgabe von uns allen, sich mit Psychiatrie zu befassen und auseinanderzusetzen, es ist dies nicht nur ein Thema der Betroffenen oder der Personen, die beruflich oder aus anderen Gründen damit konfrontiert werden. Es ist dringend notwendig, das alteingesessene Tabu, das mit dem Terminus »Psychiatrie« verbunden ist, ganz verschwinden zu lassen und die Barrieren gegenüber psychisch Kranken oder ehemaligen Patienten abzubauen. Man muß doch versuchen zu helfen!
Aus eigener Erfahrung weiß ich, wie merk-würdig Reaktionen von Bekannten und Freunden ausfallen können, wenn man von seinen Erlebnissen und Geschehnissen aus Klinikzeiten erzählt. Meine Freunde zogen sich zurück. Es erschien ihnen alles unheimlich, oder sie dachten, ich sei tatsächlich verrückt. Dieses Verhalten zwang mich, darüber zu schweigen, denn nur ganz wenige verstehen eine solche Biographie.
Binnen kürzester Zeit kann sich das Leben jedes Menschen völlig ändern: Er gerät in seelische Krisen, ist nervlich am Ende und bedarf psychiatrischer Behandlung. Je intensiver nun alle mithelfen, um so eher können humanere Zustände und bessere Behandlungen in psychiatrischen Krankenhäusern erreicht werden. Patienten werden dann besser und schneller gesunden. Außerdem sollten die Nebenwirkungen, die all die Medikamente verursachen, ernster genommen werden! Anstatt Patienten zu betäuben, sollte zunächst in

ihrem Lebensumkreis nachgeforscht werden, sollten Gespräche eingeleitet werden: Warum verhält sich derjenige, diejenige so? Was sind die Ursachen für sein oder ihr auffällig schlechtes Befinden?
Vor allem müßte das Klinikpersonal fachlich besser geschult werden und mehr Zeit haben, um dann gemeinsam mit Patienten, Angehörigen und dem betroffenen Personenumfeld Gespräche und Therapien durchzuführen. Es könnten zeitigere Entlassungen erreicht werden, und dadurch würde der Schritt ins alltägliche Leben, in den Alltag und Beruf erleichtert.
Heutzutage, wo das Dasein aus viel Streß und Existenzkampf besteht, sich jeder oft selbst der nächste ist, werden sich zukünftig die Zahlen von psychisch Kranken und Labilen erhöhen, besonders in den Ballungsgebieten, wo alle dicht beieinander wohnen, aber oft nicht einmal ihren Nachbarn kennen. Viele Menschen vereinsamen.
Ich werde die Erinnerungen an meine Psychiatriejahre gewiß nie vergessen können. Wunden sind geblieben, Mißtrauen und Ängste vor Ärzten. Allein schon alltägliche Situationen heben diese Verletzungen ins Gedächtnis. Auch wenn bleibende Behinderungen vieles erschweren, werde ich weiter darum kämpfen, dem Leben optimistisch und positiv gegenüberzustehen. Ich möchte außerdem Menschen Mut machen, die vielleicht ähnliche Situationen durchmachen. Gott gab mir die bedeutende Hilfe durch die Familie Ernst, welche mich aus der Klinik herausholte, später dann die Hilfe von Eltern, Arzt und Logopädin, die mir sowohl Kraft als auch Vertrauen schenkten.
Vielleicht fragt sich nun die Leserin oder der Leser, wie mein Verhältnis zu Vater und Mutter ist, wie ich dazu stehe, daß sie mich in Psychiatrien brachten, so lange dort ließen, insgesamt so vieles verkannten? Es fällt mir zwar oft schwer, Vertrauen zu fassen, aber ich möchte doch keine Vorwürfe machen: Sie wollten nichts Böses,

waren selbst mit Bergen von Problemen konfrontiert und gaben mich deshalb in die Hände von »Fachleuten«. Vieles geschah dann ohne ihr Wissen. Ich weiß, daß ich damals wegen meines wilden Verhaltens und wegen meines starken Willens recht schwierig war und zu wenig mögliche Konsequenzen bedachte. Es fehlte mir an Einsicht und Verstand. Die Vergangenheit ist nicht einzuholen. Ich könnte durch Wut und Vorwürfe nichts ungeschehen machen. Warum sich und anderen jetzt noch das Dasein schwer machen? War es nicht schon für alle, für jeden in seiner Weise, schwer genug? Was brächte Streit? Ich will keinen zusätzlichen Schmerz verbreiten, vielmehr positiv und optimistisch in die Zukunft schauen und auf bessere Zeiten hoffen und etwas dafür tun. Außerdem bin ich dankbar, daß es mir überhaupt wieder so gut geht, was doch niemand je für möglich gehalten hatte.

Es waren Jahre meines Lebensweges, die wohl zum Leidensweg wurden, der aber auch aus tiefstem Tief wieder nach oben führte. Durch die lange Zeit »außer der Welt« bekam ich ein anderes Denken. Hinsichtlich vieler durchlebter Zwänge, erlebter Gewalt, bin ich vorsichtiger geworden, besonders Fremden gegenüber zurückhaltender als früher. Andererseits habe ich gelernt, mich besser in Menschen und Situationen hineinzudenken. Bedingt durch viele Erlebnisse und Erfahrungen ist mein Einfühlungsvermögen größer geworden.

Und wenn es mir ganz dreckig ging, wenn ich allein im Dunkeln stand, nahm ich mir einen einfach-naiven Spruch zu Herzen, glaubte fest an seine Botschaft. Sie half und gab mir Kraft, nie völlig zu verzagen: »Wenn du denkst, es geht nicht mehr, kommt irgendwo ein Lichtlein her.«

Judith Spencer

Jenny

Das Martyrium eines Kindes

Aus dem Amerikanischen von Aurel Ende

Band 12319

Im Alter von zwei Jahren wurde Jenny von ihrer Mutter einem geheimen Satanskult übergeben. Dort wurde sie Opfer und Teilnehmerin bei ritueller Folter, Sexual- und Drogenmißbrauch und Blutopfern. In einem dramatischen Versuch, diese Schreckenserlebnisse zu überwinden, begann Jennys Persönlichkeit sich aufzusplittern. Sie wurde, was man heute »multiple Persönlichkeit« nennt. Im Alter von 14 Jahren wurde sie kurz in einem psychiatrischen Krankenhaus behandelt. Mit 15 Jahren verheiratet, wurde sie eine fürsorgliche Ehefrau und Mutter, ohne daß ihre Familie ihre einander widerstreitenden Persönlichkeiten erkannte. Nach 27 Krankenhauseinweisungen innerhalb von 20 Jahren wurde schließlich die rätselhafte Art ihrer Krankheit richtig diagnostiziert. Unter ihrem hübschen, zerbrechlich wirkenden Äußeren bekämpfte Jenny die Dämonen in ihrem Innern auf die einzige Art und Weise, die ihr zur Verfügung stand: durch viele einzelne Persönlichkeiten, die ihr gestatteten, dem unerträglichen Mißbrauch durch andere zu entkommen. Sie war gleichzeitig viele Personen, unter anderem Heroinsüchtige, Künstlerin, Prostituierte, Hohepriesterin des Satans, verschrecktes Kind und suizidgefährdete Erwachsene. Für fast drei Jahrzehnte verbarg sich Jenny in ihrer Schrekkenswelt, bis sie schließlich, im Alter von 34 Jahren, eine Therapie begann, die ihr Leben änderte. Jennys Martyrium ist noch nicht zu Ende, doch ihre entsetzlichen Enthüllungen sollen nicht nur schockieren, sondern auch zur Vorsicht im Umgang mit Kindern mahnen.

Fischer Taschenbuch Verlag

fi 2207 / 1

Geist und Psyche

Begründet von Nina Kindler 1964

Psychoanalyse

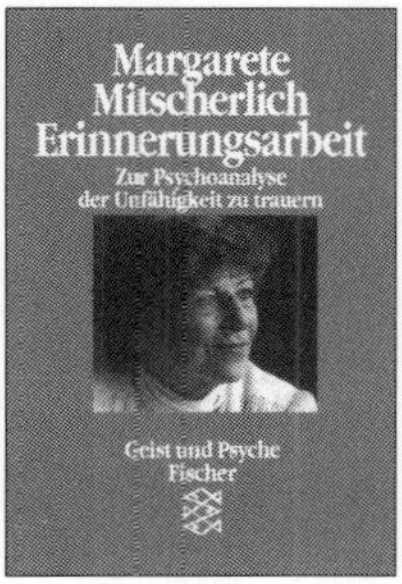

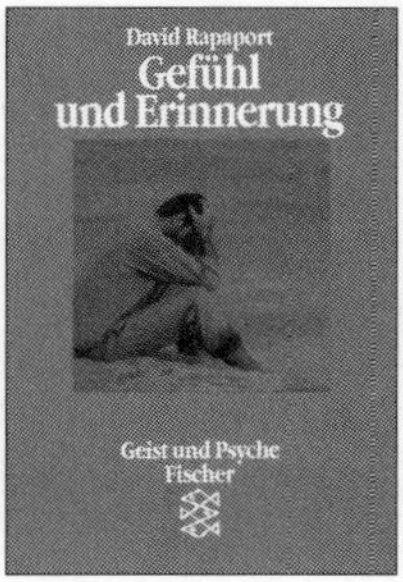

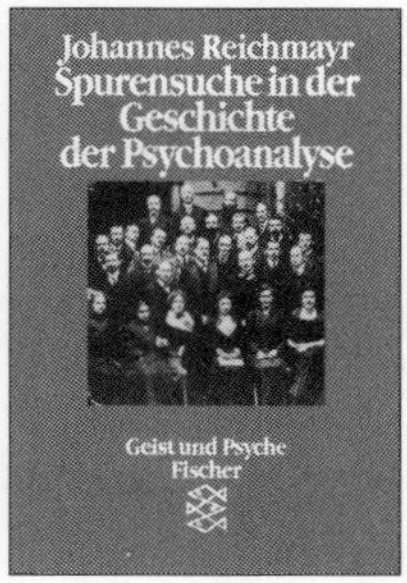

Stavros Mentzos
Neurotische Konfliktverarbeitung
Band 42239
Hysterie
Band 42212

Herausgegeben von Stavros Mentzos
Angstneurose
Band 42266

M. Mitscherlich
Erinnerungsarbeit
Zur Psychoanalyse der Unfähigkeit zu trauern
Band 11617

Herausgegeben von Humberto Nagera
Psychoanalytische Grundbegriffe
Band 42288

Peter Orban
Der multiple Mensch
Band 12872

Badi Panahi
Grundlagen der modernen Psychotherapie
Ihre Quellen in Wissenschaft und Philosophie
Band 12021

(Hg.) Harald Pühl/ W. Schmidbauer
Supervision und Psychoanalyse
Selbstreflexion der helfenden Berufe
Band 10599

David Rapaport
Gefühl und Erinnerung
Band 11817

J. Reichmayr
Spurensuche in der Geschichte der Psychoanalyse
Band 11727

Ernst Simmel
Psychoanalyse und ihre Anwendungen
Ausgewählte Schriften
Band 11348

Hans Strotzka
Macht
Ein psychoanalytischer Essay
Band 42303

D.W. Winnicott
Von der Kinderheilkunde zur Psychoanalyse
Aus den »Collected Papers«
Band 42249

Fischer Taschenbuch Verlag

fi 350 / 5 b

SIGMUND FREUD
WERKE IM TASCHENBUCH

Herausgegeben von Ilse Grubrich-Simitis
Redigiert von Ingeborg Meyer-Palmedo

Die Sammlung präsentiert das Lebenswerk des Begründers der Psychoanalyse breiten Leserschichten in neuer Gliederung und Ausstattung. Sie löst sukzessive die früheren Taschenbuchausgaben der Schriften Sigmund Freuds ab. Erstmals werden auch die Bereiche Behandlungstechnik und Krankheitslehre sowie einige voranalytische Schriften einbezogen. Zeitgenössische Wissenschaftler haben Begleittexte verfaßt; sie stellen Verbindungen zur neueren Forschung her, gelangen zu einer differenzierten Neubewertung des Freudschen Œuvres und beschreiben dessen Fortwirkung in einem weiten Spektrum der intellektuellen Moderne.

EINFÜHRUNGEN:

Vorlesungen zur Einführung in die Psychoanalyse
Biographisches Nachwort von Peter Gay
Band 10432

Neue Folge der Vorlesungen zur Einführung in die Psychoanalyse
Biographisches Nachwort von Peter Gay
Band 10433

Abriß der Psychoanalyse
Einführende Darstellungen. Einleitung von F.-W. Eickhoff
Band 10434

»Selbstdarstellung«
Schriften zur Geschichte der Psychoanalyse
Herausgegeben und eingeleitet von Ilse Grubrich-Simitis
Band 10435 (*in Vorbereitung*)

FISCHER TASCHENBUCH VERLAG

fi 1581 / 3 a

SIGMUND FREUD
WERKE IM TASCHENBUCH

ÜBER SEELISCHE SCHLÜSSELPHÄNOMENE – TRAUM, FEHLLEISTUNG, WITZ:

Die Traumdeutung
Nachwort von Hermann Beland. Band 10436

Schriften über Träume und Traumdeutungen
Einleitung von Hermann Beland. Band 10437

Zur Psychopathologie des Alltagslebens
(Über Vergessen, Versprechen, Vergreifen, Aberglaube und Irrtum)
Einleitung von Martin Löw-Beer
Im Anhang: Vorwort 1954 von Alexander Mitscherlich
Band 10438 (*in Vorbereitung)*

Der Witz und seine Beziehung zum Unbewußten / Der Humor
Einleitung von Peter Gay. Band 10439

SEXUALTHEORIE UND METAPSYCHOLOGIE:

Drei Abhandlungen zur Sexualtheorie
Einleitung von Reimut Reiche. Band 10440

Schriften über Liebe und Sexualität
Einleitung von Reimut Reiche. Band 10441

Das Ich und das Es
Metapsychologische Schriften
Einleitung von Alex Holder. Band 10442

Hemmung, Symptom und Angst
Einleitung von F.-W. Eickhoff. Band 10443

SIGMUND FREUD
WERKE IM TASCHENBUCH

KRANKHEITSLEHRE UND BEHANDLUNGSTECHNIK:

Schriften zur Krankheitslehre der Psychoanalyse
Einleitung von Clemens de Boor. Band 10444

Zur Dynamik der Übertragung
Behandlungstechnische Schriften
Einleitung von Hermann Argelander. Band 10445

KRANKENGESCHICHTEN:

Studien über Hysterie
(zusammen mit Josef Breuer)
Einleitung von Stavros Mentzos
Band 10446

Bruchstück einer Hysterie–Analyse
Nachwort von Stavros Mentzos
Band 10447

Analyse der Phobie eines fünfjährigen Knaben
(inkl. Nachschrift)
Einleitung von Veronica Mächtlinger
Im Anhang: Vorwort 1979 von Anna Freud
Band 10448

Zwei Krankengeschichten
»Rattenmann«/»Wolfsmann«
Einleitung von Carl Nedelmann
Band 10449

Zwei Fallberichte
Einleitung von Mario Erdheim
Band 10450 (*in Vorbereitung*)

FISCHER TASCHENBUCH VERLAG

fi 1581 / 5 c

SIGMUND FREUD
WERKE IM TASCHENBUCH

KULTURTHEORETISCHE SCHRIFTEN:

Totem und Tabu
Einige Übereinstimmungen im Seelenleben
der Wilden und der Neurotiker
Einleitung von Mario Erdheim
Band 10451

Massenpsychologie und Ich-Analyse/
Die Zukunft einer Illusion
Einleitung von Reimut Reiche
Band 10452

Das Unbehagen in der Kultur
Und andere kulturtheoretische Schriften
Einleitung von Alfred Lorenzer und Bernard Görlich
Band 10453

Der Mann Moses und die monotheistische Religion
Und andere religionspsychologische Schriften
Herausgegeben und eingeleitet von Ilse Grubrich-Simitis
Band 10454 (*in Vorbereitung*)

ÜBER KUNST UND KÜNSTLER:

Der Wahn und die Träume in W. Jensens »Gradiva«
(inkl. Nachtrag zur zweiten Auflage)
Mit der Erzählung von Wilhelm Jensen
Herausgegeben und eingeleitet von Bernd Urban
Band 10455

FISCHER TASCHENBUCH VERLAG

fi 1581 / 4 d